ullstein

Dr. Bertil Marklund

10 Tipps –
10 Jahre länger leben

Die kurze Anleitung
für ein gesundes und glückliches Leben

Aus dem Schwedischen
von Wibke Kuhn

Ullstein

Besuchen Sie uns im Internet:
www.ullstein-taschenbuch.de

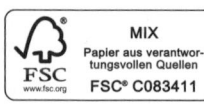

© Bertil Marklund & Volante förlag 2016
Deutsche Erstausgabe im Ullstein Taschenbuch
1. Auflage August 2017
© für die deutsche Ausgabe
Ullstein Buchverlage GmbH, Berlin 2017
Die Originalausgabe erschien 2016 unter dem Titel
10 tips – må bättre och ler 10 år längre
Umschlaggestaltung: zero-media.net, München
Titelabbildung: © FinePic®, München
Satz: KompetenzCenter, Mönchengladbach
Gesetzt aus der Athelas Regular
Druck und Bindearbeiten: CPI books GmbH, Leck
ISBN 978-3-548-37711-7

Inhalt

Einleitung		7
Was entscheidet über Ihre Lebensdauer?		15
Tipp 1:	Bewegung wirkt verjüngend	27
Tipp 2:	Zeit für Regeneration	41
Tipp 3:	Schlaf stärkt	53
Tipp 4:	Sonnenbaden – aber in Maßen	63
Tipp 5:	Essen Sie sich gesund	73
Tipp 6:	Trinken Sie das Richtige	101
Tipp 7:	Behalten Sie Ihr Gewicht im Auge	113
Tipp 8:	Mundgesundheit ist gleich allgemeine Gesundheit	127
Tipp 9:	Bleiben Sie optimistisch	133
Tipp 10:	Wir brauchen einander	143
Beginnen Sie noch heute!		157
Fakten und Quellen		159
Danksagung		170

Einleitung

Ich habe lange darüber nachgedacht, wie man leben sollte, um sein Leben so viele Jahre wie nur möglich zu verlängern. Meine Eltern waren beide Träger diverser Risikofaktoren und sind leider viel zu früh gestorben. Mir hat dann Sorgen bereitet, ob ihre Erbanlagen am Ende auch meine Gesundheit und meine Lebensdauer negativ beeinflussen würden. Deshalb beschloss ich, gründlich zu erforschen, wie ich es anstellen müsste, so gut und so lange wie möglich zu leben.

Ich bin Allgemeinarzt und habe im Laufe der Jahre zahllose Patienten kennengelernt. Als Arzt und Wissenschaftler hatte ich immer Zugang zu allen Forschungsergebnissen, die ich brauchte, und ich verfügte natürlich über einiges Vorwissen. In der medizinischen Welt reden wir viel über Risikofaktoren, die zu Krankheiten und frühem Tod führen.

Ich versuchte irgendwann einen neuen Denkansatz, der dazu führte, dass ich mich immer mehr dafür interessierte, wie man die Gesundheit fördern kann. Statt mich also auf Krankheit und Tod zu konzentrieren, habe ich mir überlegt, wie man stattdessen mit relativ wenig Aufwand die Gesundheit stärken könnte. Ich untersuchte nicht mehr die Risikofaktoren, sondern die Gesundheitsfaktoren, und dabei konzentrierte ich mich auf neue Forschungserkenntnisse darüber, warum manche Personen so gesund sind und so lange leben.

In der Forschung fand ich, was ich suchte, nämlich die Empfehlungen, wie man sich gesund hält und länger lebt. Studien haben gezeigt, dass der genetische Anteil, der die Länge unseres Lebens bestimmt, nur bei etwa 25 Prozent liegt, während der Lebensstil 75 Prozent ausmacht. Die Zahlen können in verschiedenen Studien variieren, doch alle beweisen, dass letzlich der Lebensstil ausschlaggebend ist. Das war für mich eine verhältnismäßig neue Erkenntnis, und ich konnte mir so mit großer Freude sagen, dass ich es selbst in der Hand habe, meine Lebensdauer zu steuern, und dass das nicht meine Gene entscheiden. Meinen Lebensstil kann ich selbst bestimmen und so meine Gesundheit beeinflussen. Der Gewinn kann überwältigend sein: Man kann seinem Leben zehn gesunde Jahre hinzufügen, vielleicht sogar noch mehr. Man kann darauf Einfluss nehmen, wie man altert – beziehungsweise wie man nicht altern möchte.

Mein Wissen um den Lebensstil, der ein langes Leben bei guter Gesundheit ermöglicht, möchte ich Ihnen gerne vermitteln, denn offenbar interessieren Sie sich ja auch dafür, Ihre Gesundheit zu fördern und zu stärken und gleichzeitig Krankheiten und Alterungsprozesse auszubremsen. Ich hoffe, Sie haben Ihre Freude an diesem Buch, das man einen kurzen Leitfaden für ein langes Leben nennen könnte.

Warum noch ein Ratgeber?

Es gibt bereits Unmengen an Ratgeberliteratur zu diversen Gesundheitsthemen, darüber, wie man seinen Lebensstil ändern und damit sein Wohlbefinden verbessern kann. Normalerweise kauft man sich ein Buch über etwas, das man in seinem Leben verändern will, und dann hat dieses Buch oft 300 bis 400 Seiten, manchmal noch mehr. Wenn man richtig ehrgeizig ist, liest man das ganze Buch vielleicht über einen Zeitraum von mehreren Wochen. Am Inhalt gibt es nichts auszusetzen, man bekommt auch jede Menge Ratschläge, aber das Problem ist, dass man völlig erschlagen ist, wenn man das Buch durchgelesen hat. An Informationen gab es so viel, so einen Riesenberg, und irgendwie muss man erst mal verschnaufen, bevor man anfangen kann, die Ratschläge in die Praxis umzusetzen.

> **Vom Wort bis zur Tat
> ist es ein weiter Weg.
> Das ist ein Problem.**

Die größte Erfolgschance hat man mit Veränderungen, die man direkt umsetzt, am besten am gleichen Tag oder am Tag danach. Wenn man das Gefühl hat, dass man erst mal Kräfte sammeln muss, und dann nächste Woche oder vielleicht auch erst nächsten Monat mit der Umsetzung anfängt, ist das Risiko sehr groß, dass überhaupt keine Veränderung passieren wird. Vielleicht kauft man sich nach einer Weile einen neuen Ratgeber, in der Hoffnung, etwas zu finden, das man leichter umsetzen kann.

Aber dieses Buch ist anders, und ich werde Ihnen auch verraten, warum.

Neuer Fokus
Es ist wichtig, dass Sie die Antwort auf die Frage bekommen, *warum* Sie Ihren Lebensstil ändern sollten. Wenn die Antwort lautet: damit Sie die Chance haben, zehn Jahre länger zu leben, und das auch noch bei besserer Gesundheit, dann steigt Ihre Motivation, eine Veränderung an Ihrem Lebensstil vorzunehmen, hoffentlich ganz enorm. Die meisten Menschen wollen gern länger und gesünder leben, und Sinn und Zweck dieses Buches ist es, Ihnen zu verraten, wie Sie das bewerkstelligen können.

Auf Fachwissen aufgebaut

Alle Fakten und alle Tipps in diesem Buch basieren auf der Erfahrung und dem Wissen, das ich mir im Laufe der Jahre angeeignet habe, teils als Arzt in der allgemeinmedizinischen Versorgung, teils als Forscher auf dem Gebiet der Allgemeinmedizin und Volksgesundheit. Die Fakten in diesem Buch stammen auch aus meinem eingehenden Studium der Fachliteratur, aus der Gesundheitsforschung oder fußen auf Äußerungen von Gesundheitsexperten.

Neue Erkenntnisse zu Entzündungen

Dieses Buch baut auf Forschungsergebnissen auf, die darauf hinweisen, dass entzündliche Prozesse im Körper eine große Bedrohung für unsere Gesundheit darstellen. Wie sie entstehen, welche Folgen sie nach sich ziehen und wie wir uns so stärken können, dass wir ausreichend Widerstandskraft gegen Entzündungen entwickeln, zieht sich wie ein roter Faden durch dieses Buch.

Gesundheitsfördernde Maßnahmen und Vorbeugung

Dieses Buch schlägt Ihnen vor, welche gesundheitsfördernden Maßnahmen Sie selbst ergreifen können, damit es Ihnen gutgeht und Sie sich Ihre Gesundheit bewahren. Und es wird erklärt, inwiefern Sie mit Hilfe dieser Maßnahmen Erkrankungen vorbeugen können.

Gesundheit ist kein statischer Zustand. Wir alle pendeln während unseres Lebens ständig zwischen Gesundheit und Krankheit. Doch das Leben ist komplex. Es kann einem gutgehen, obwohl man eine Krankheit hat, andererseits kann sich ein körperlich völlig gesunder Mensch ungesund und krank fühlen. Und wir werden mit unterschiedlichen Voraussetzungen geboren. Aber trotzdem können wir alle etwas für unsere Gesundheit tun.

Der gesundheitsfördernde Ansatz, den ich vorstellen möchte, besteht zunächst darin, sich anzusehen, was Gesundheit schafft oder was zumindest einen positiven Beitrag zur Gesundheit leistet. Diese Sichtweise bedeutet auch, zu erkennen, dass nicht nur ein einzelner Faktor zu Gesundheit führt, sondern viele verschiedene Faktoren dazu beitragen – weil sie nämlich zusammenwirken. Daher die zehn Kapitel dieses Buches. Es geht darum, auf unterschiedliche Weise die uns allen innewohnenden Kräfte zu mobilisieren – nicht nur zum Selbstzweck, sondern auch deswegen, weil gute Gesundheit eine Ressource ist, die uns hilft, auch andere Ziele im Leben zu erreichen.

In diesem Buch werden Ratschläge gegeben, wie man sowohl körperliches als auch seelisches Wohlbefinden erreicht, und diese Ratschläge sind für alle nützlich. Wenn es Ihnen heute gutgeht, können Sie dieses Gefühl weiter stärken und bewahren. Wenn Sie bereits unter gesundheitlichen Problemen oder Krankheiten leiden, bekommen Sie Ratschläge, wie Sie einzelne Bereiche Ihres Lebensstils stärken können, und Tipps, die Ihnen helfen, von einem ungesunden in einen gesunden Zustand überzugehen – oder Sie etwaigen Krankheiten, die drohen, sich zu verschlimmern, mehr Widerstandskraft entgegensetzen können.

Viele Tipps sind ganz einfach – machen Sie den ersten Schritt

Wenn Sie Ihren Lebensstil verändern wollen, ist das Wichtigste, einen ersten Schritt zu machen. Suchen Sie sich deswegen etwas aus, was Sie relativ leicht verändern können, und beginnen Sie noch heute. Benutzen Sie dann das Buch als Unterstützung und zum Nachschlagen, um Stück für Stück immer mehr neue Gewohnheiten einzuüben. Der Übergang zu einem gesunden Lebensstil soll keine Quälerei sein, sondern sollte als etwas Positives und Sinnvolles erlebt werden. Dann bleiben die neuen Gewohnheiten auch in Zukunft bestehen. Stellen Sie sich vor, wie Sie lecker und gesund essen werden, stellen Sie sich vor, wie Sie mühelos einen steilen Hügel hochradeln. Es ist wichtig, positive Bilder von den Dingen zu schaffen, die Sie gerne so erleben wollen – das vergrößert die Chance, sie auch zu verwirklichen.

Greifen Sie gern immer wieder auf dieses Buch zurück, reden Sie mit Freunden darüber, teilen Sie Ihre besten Tipps. So bleibt die Gesundheitsfrage immer lebendig.

Was entscheidet über Ihre Lebensdauer?

Wie ich schon in der Einleitung erwähnt habe, wissen wir heute, dass der Lebensstil das absolut Wichtigste für ein langes und gesundes Leben ist. Sie können die Länge Ihres Lebens und Ihre Gesundheit in hohem Maße selbst beeinflussen, indem Sie ganz bewusste Entscheidungen in Bezug auf Ihren Lebensstil treffen.

Bevor wir mit den Ratschlägen beginnen, die zu einer Verbesserung der Gesundheit führen, müssen wir verstehen, wie gewisse Dinge zusammenhängen, müssen die Hintergründe verstehen. Nur so können wir sowohl unseren Körper als auch unsere geistige Gesundheit aufbauen und stärken, so dass wir uns gesund fühlen und gegen Entzündungen geschützt sind.

Entzündungsprozesse
Gefährliche Entzündungsprozesse laufen im Körper

die ganze Zeit ab und sind deswegen so heimtückisch, weil man vielleicht gar nicht weiß, dass man Entzündungen in sich hat, und sich darum auch nicht im Klaren darüber ist, dass sie einem die ganze Zeit schaden. Vielleicht fühlt man sich ja auch ganz toll mit seinem ungesunden Lebensstil, aber man begreift eines nicht: dass man nämlich vorzeitig altert! Dass Entzündungen unsere Gesundheit in höchstem Grad beeinflussen, ist eine sehr interessante und verhältnismäßig neue Erkenntnis, von der vielleicht noch nicht alle gehört haben.

Um wie viele Jahre kann man das Leben eigentlich verlängern?

Verschiedene Veränderungen in Richtung eines gesünderen Lebensstils können das Leben um mehrere Jahre verlängern. Die Zahlen, die im Buch genannt werden, nennen den Mittelwert für alle, die an einer bestimmten Studie teilgenommen haben. Das bedeutet, wenn eine Veränderung des Lebensstils die Lebenszeit der Studienteilnehmer zum Beispiel um durchschnittlich sieben Jahre verlängert, so kann die Zahl der hinzugewonnenen Jahre bei den Personen zwischen drei und elf Jahren liegen. Man weiß nicht genau, was da im Einzelfall passiert ist, aber die Message ist deutlich: Wenn man eine Veränderung vornimmt, steigt die Chance, dass man gesünder wird und seinem Leben ein paar Jahre hinzufügt.

Nimmt man gleich mehrere Veränderungen vor, lassen sich allerdings nicht alle Zahlen addieren. Das Resultat sieht vielmehr so aus, dass die Effekte ineinander übergehen, das heißt, die Wahrscheinlichkeit steigt weiter, dass man Krankheiten verlangsamen kann, sich wohlfühlt und seine Lebensdauer verlängert.

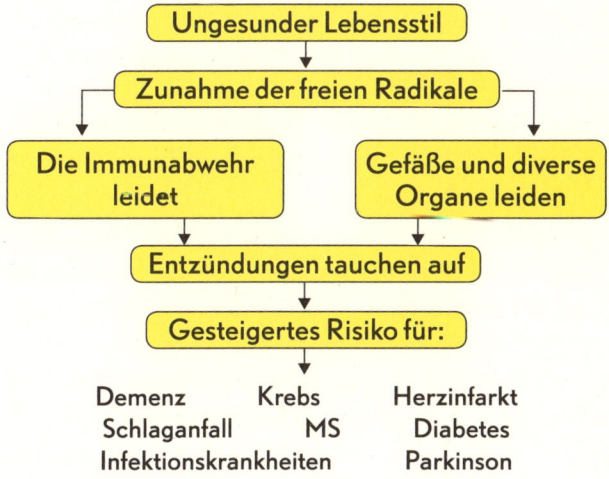

Abb. 1: *Ein ungesunder Lebensstil führt zu gesteigertem Krankheitsrisiko.*

Wie entstehen Entzündungen?

Entzündungen können auf verschiedenen Wegen entstehen, aber eine wesentliche Rolle dabei spielen die freien Radikale.

Wenn wir atmen, kommt Sauerstoff in unsere Lungen, er geht in den Blutkreislauf über und wird zu sämtlichen Zellen des Körpers transportiert. Die Zellen benutzen dann den Sauerstoff, um Energie für ihre lebenswichtige Arbeit zu gewinnen. Dabei fällt aber auch ein Nebenprodukt an: freie Radikale. Eine kleinere Menge an freien Radikalen kann der Körper schon brauchen, aber wenn man einen ungesunden Lebensstil pflegt, entstehen zu viele davon. Diese elektrisch geladenen Verbindungen agieren dann wie Plünderer, schaden verschiedenen Körperzellen – und rufen Entzündungen hervor. Alle Zellen können in Mitleidenschaft gezogen werden – Gewebe und Blutgefäße und verschiedene Organe. Außerdem leidet unsere Immunabwehr.

Was löst langfristige Entzündungen aus?

Je älter wir werden, umso deutlicher werden von den freien Radikalen hervorgerufene Schäden und Entzündungen sichtbar. Die Immunabwehr kämpft, und Bakterien, Viren und Krebszellen bekommen die Möglichkeit, zu wachsen und sich auszubreiten.

Schädigungen des Immunsystems können auch bewirken, dass es übereifrig wird und anfängt, ganz normale körpereigene Zellen anzugreifen. Dann kommt es zu den sogenannten Autoimmunerkrankungen.

Langfristige Entzündungen können auch zur Folge haben, dass Gewebe, Gefäße und Organe unseres Körpers Schaden nehmen und allmählich immer schlechter arbeiten. Insgesamt führen Entzündungen zu einer Reihe verschiedener Krankheiten, von denen mehrere in Abb. 1 benannt sind.

Die Entstehung unserer Wohlstandskrankheiten ist auf ein und dieselbe Ursache zurückzuführen: Entzündungen.

Wie kann man seine Gesundheit stärken und Entzündungen bekämpfen?

Indem Sie sich für einen gesunden Lebensstil entscheiden, stärken Sie Ihre Gesundheit, stimulieren aber gleichzeitig auch die Selbstheilungsprozesse, die auf verschiedenste Arten die Entstehung und die schädlichen Auswirkungen von Entzündungen bekämpfen.

- Bauen Sie eine starke Immunabwehr auf – durch einen gesunden und kräftigenden Lebensstil.

- Reduzieren Sie die Produktion freier Radikale – durch einen vorbeugenden Lebensstil.
- Machen Sie die freien Radikale unschädlich, die sich dennoch gebildet haben – durch einen schützenden Lebensstil.

Durch Ihren Lebensstil entscheiden Sie selbst, auf welchem Wege Sie eine Verbesserung Ihrer Gesundheit erreichen wollen.

1. Bauen Sie eine starke Immunabwehr auf

Die Immunabwehr sitzt in Ihren Lymphknoten, in Milz und Knochenmark sowie in einer großen Zahl weißer Blutkörperchen verschiedenster Arten, die auf der Jagd nach Eindringlingen durch den Körper patrouillieren. Sie verteidigen den Körper gegen die Invasion von außen, indem sie schädliche Bakterien und Viren aufspüren und zerstören. Zudem töten sie Körperzellen, die durch freie Radikale beschädigt wurden und die Gefahr laufen, sich in Krebszellen zu verwandeln.

Eine besondere Art von weißen Blutkörperchen, die sogenannten »natürlichen Killerzellen« oder »NK-Zellen« (»natural killers«), sind die Spezialeinheit des Immunsystems. Sowie sie einen Eindringling entdecken, suchen sie den Nahkampf, Zelle gegen Zelle sozusagen, und geben ein Gift ab, das in die fremde Zelle eindringt und sie zerstört. So toll läuft das in unserem Körper.

Wir haben auch eine große und gut entwickelte Immunabwehr in der Darmschleimhaut, die mit den Darmbakterien zusammenarbeitet. Beim Essen und Trinken dringen ständig fremde Stoffe in unseren Körper ein, und die Immunabwehr kann unterscheiden, was davon gefährlich und was zuträglich für unsere Gesundheit ist. Gute Ernährung und wenig Stress sind zwei gute Wege, eine starke Immunabwehr im Darm zu etablieren.

Indem wir uns für einen gesunden Lebensstil entscheiden, können wir ein starkes Immunsystem schaffen. Die Zahl der Immunzellen sowie die Intensität ihrer körperlichen Bewegung kann erhöht werden. Auf die Art rüsten wir uns gut gegen Infektionen und die Entwicklung von Krebs.

2. Reduzieren Sie die Produktion freier Radikale

Ein gesunder Lebensstil bedeutet auch, so zu leben, dass die Produktion freier Radikale und damit auch die Schäden an Immunsystem, Gefäßen und Organen wesentlich reduziert werden. Das wiederum bedeutet, dass Entzündungen zurückgehen und damit auch das Risiko, von einer Reihe verschiedener Krankheiten befallen zu werden, siehe Abb. 2. In diesem Buch wird beschrieben, wie man durch einen gesunden Lebensstil dafür sorgen kann, dass die Zahl der freien Radikale massiv gesenkt wird.

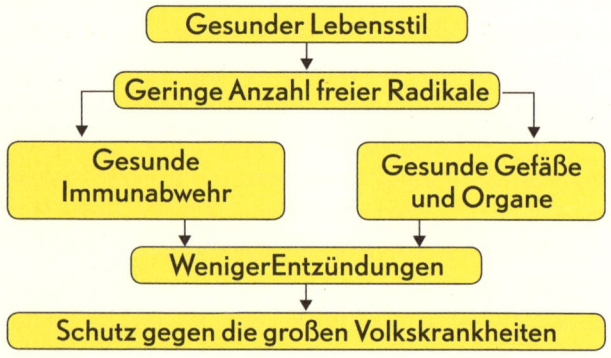

Abb. 2: *Ein gesunder Lebensstil schützt vor den großen Volkskrankheiten.*

Rauchen – die schlimmste Ursache für zu viele freie Radikale und Entzündungen

Wenn man lange und gesund leben möchte, ist Rauchen eine der schlechtesten Entscheidungen, die man in seinem Leben treffen kann. Rauchen steigert die Zahl der freien Radikale ganz erheblich, und diese schaden unseren Gefäßen, unserem Immunsystem und unseren Organen unmittelbar.

Außerdem enthält der Rauch an sich krebserregende Stoffe, die vermehrt zu Lungenkrankheiten, Herz-Kreislauf-Erkrankungen, Krebs und einer langen Reihe anderer Krankheiten führen. Rauchen beschleunigt auch unsere Alterung: Ein Raucher verliert im Schnitt acht bis zwölf Jahre seines Lebens, wie Forscher herausgefunden haben.

Stellen Sie sich vor, Sie sind Raucher – und dann hören Sie auf zu rauchen und fangen an, ein gesünderes Leben zu führen. Da der Körper sich allmählich von den Folgen des Rauchens erholt, könnte man, statt acht Jahre zu verlieren, seine Lebenserwartung vielleicht sogar um acht Jahre steigern. Das wäre also eine Chance, die Lebenserwartung um 16 Jahre zu erhöhen und dabei auch noch gesünder zu sein! Vielleicht kann dieser Gedanke Sie motivieren, eine gute Entscheidung zu treffen – und mit dem Rauchen aufzuhören.

3. Machen Sie die freien Radikale unschädlich, die sich dennoch gebildet haben

Der Körper hat einen Schutz gegen die Angriffe der freien Radikale entwickelt, die sogenannten Antioxidantien. Da die Produktion von Antioxidantien in unserem Körper jedoch bereits ab dem Alter von Mitte zwanzig zurückgeht, müssen diese Stoffe über die Nahrung aufgenommen werden. Mehr darüber in einem späteren Kapitel (siehe Seite 73).

Verbessern Sie Ihren Gesundheitszustand – fangen Sie heute noch an!
Wenn Sie einen ungesunden Lebensstil hatten oder immer noch haben, vergessen Sie alles, was bis jetzt war. Wichtig ist, was Sie jetzt, morgen und für den Rest Ihres Lebens tun. Die Verjüngungs- und Heilungsprozesse setzen sofort ein, sobald Sie sich einen gesünderen Lebensstil aneignen, und die Wirkung zeigt sich schnell. Das gilt in jedem Alter, es ist egal, wann Sie beginnen – mit anderen Worten: Es ist nie zu spät! Es ist egal, wann Sie anfangen, Ihren Lebensstil zu ändern – wichtig ist, dass Sie etwas unternehmen, um Ihre Gesundheit positiv zu beeinflussen.

**Das Ergebnis ist ein gesünderes
und längeres Leben!**

Interessante Forschungsergebnisse:
Im Rahmen einer großen Studie, die über zwölf Jahre hinweg in elf europäischen Ländern durchgeführt wurde, konnte man folgende Resultate beobachten:

- Die Sterblichkeitsrate bei Krebs verringerte sich um 60 Prozent bei den Menschen, die sich in der Zeitspanne der Studie einen gesünderen Lebensstil angewöhnt hatten.
- Die Forscher kamen zudem zu der Schlussfolgerung, dass das biologische Alter derjenigen, die gesünder lebten, um 14 Jahre niedriger lag, und zwar während der gesamten Dauer der Studie.

Das Ziel dieses Buches

Mit diesem Buch will ich zeigen, wie der eigene Lebensstil mit einem gestärkten Immunsystem und einer Hemmung oder Vorbeugung von Entzündungen zusammenhängt. Wenn Sie diesen Ratschlägen folgen, fühlen Sie sich besser und jünger. Außerdem kann es sein, dass Sie eine ganze Reihe von Krankheiten nicht bekommen und Ihre biologische Alterung verlangsamen.

Ich hoffe, Ihnen zeigen zu können, wie Sie leben müssen, um Ihre ureigenen Kräfte zu stärken. Je mehr gesunde Gewohnheiten Sie sich zulegen, umso mehr gesunde Jahre dürfen Sie erwarten. Fangen wir mit einem der wichtigsten Tipps an: Bewegen Sie sich!

Tipp 1

Bewegung wirkt verjüngend

Wir sind dafür geschaffen, uns zu bewegen, und deswegen gibt es eine ganze Reihe von positiven Effekten, wenn man mit diversen Arten körperlicher Aktivität beginnt. Wie würde es Ihnen gefallen, das Risiko für 30 bis 40 Krankheiten durch irgendeine Art von physischer Aktivität zu verringern? Trotzdem glauben viele, nicht genug Zeit für Bewegung zu haben. Doch wenn Sie sich nicht jeden Tag Zeit für Bewegung nehmen, können Sie sich später im Leben umso mehr Zeit nehmen – nämlich für Ihre Krankheiten.

Bewegung verlängert nicht nur die Lebenserwartung, sondern gibt uns auch mehr Energie, so dass wir uns mehrere Jahre jünger fühlen. Leute, die anfangen, Sport zu treiben, oder sich mäßige körperliche Aktivität angewöhnen, altern langsamer als diejenigen, die inaktiv bleiben. Ein Sechzigjähriger kann den Körper eines Vierzigjährigen haben, aber andererseits kann ein Vierzigjähriger auch den Körper eines Sechzigjährigen haben.

Unabhängig vom Alter und der körperlichen Kondition wird der Körper durch Bewegung grundsätzlich verjüngt.

Aber denken Sie daran, dass physische Aktivität nur dann einen verjüngenden Effekt hat, wenn man sie kontinuierlich betreibt. Bewegung ist wie verderbliche Ware – man kann sie leider nicht im Körper einlagern, man braucht regelmäßig Nachschub beziehungsweise wiederholt Bewegung.

Wie kann der Körper durch physische Aktivität verjüngt werden?

Physische Aktivität wirkt sich auf den ganzen Körper aus, unter anderem auf Herz und Blutgefäße, Immunsystem, Muskeln, Knochen und die psychische Gesundheit. Um den Körper entsprechend aufbauen zu können, ist aber auch eine gute Ernährung erforderlich. Was man durch Bewegung auslöst, ist unter anderem, dass Zellen repariert und neue Gefäße gebildet werden, die die Durchblutung verbessern, dass die Herz-Lungen-Kapazität steigt und die Stresshormone sinken, was zu einem Rückgang von

Entzündungen und zu einem gestärkten Immunsystem führt.

Positive Effekte physischer Aktivität sind:

Verlängerte Lebensdauer
Physische Aktivität verlängert das Leben. In mehreren Studien hat sich gezeigt, dass regelmäßige körperliche Betätigung das Leben um etwa acht Jahre verlängern kann. Es wurde auch nachgewiesen, dass das Risiko eines vorzeitigen Todes bei durchtrainierten Menschen um die Hälfte geringer ist als bei solchen, die einen sitzenden Lebensstil pflegen.

Stressreduzierung
Regelmäßige körperliche Bewegung verringert Stressreaktionen, was bedeutet, dass man sich entspannter fühlt, es einem bessergeht und man mit Stress besser umgehen kann. Dadurch verringern sich die Entzündungen im Körper, und die Alterung wird verlangsamt.

Hinausgezögerte Demenz
Die Forschung hat nachgewiesen, dass sich durch Bewegung die Entwicklung von Demenz wesentlich verzögern lässt. Körperliche Aktivität verbessert das Langzeitgedächtnis und verlangsamt die Alterung der Blutgefäße.

Wirkung gegen Diabetes
Das Risiko einer Erkrankung und auch eines frühzeitigen Todes auf Grund von Diabetes wird durch physische Aktivität stark verringert.

Wirkung gegen Krebs
Körperliche Aktivität schützt gegen bestimmte Krebsarten, unter anderem Brustkrebs, Prostatakrebs und Dickdarmkrebs.

Wirkung gegen Herz-Kreislauf-Erkrankungen
In Studien wurde nachgewiesen, dass Männer, die Sport treiben, im Vergleich zu den Nicht-Sportlern nur ein halb so großes Risiko haben, einen Herzinfarkt zu erleiden. Frauen, die spazieren gehen, verringern das Risiko, einen Schlaganfall zu bekommen, um die Hälfte. Personen, die sich bei alltäglichen Verrichtungen aktiv bewegen, verringern das Risiko einer Herz-Kreislauf-Erkrankung oder eines verfrühten Todes im Vergleich zu Leuten mit einem wenig aktiven Alltag um 30 Prozent.

Drei Arten von empfehlenswerter körperlicher Aktivität

Es ist gar nicht so wichtig, für welche Art von Aktivität Sie sich entscheiden, solange sie vergnüglich, selbst ausgewählt und zeitlich gut einzurichten ist, denn dann ist die Chance größer, dass Sie dranbleiben. Wichtig ist, dass Sie motiviert sind und wirklich in die Gänge kommen. Wenn Sie an die tollen Effekte physischer Aktivität denken – dass die Stresshormone sinken, das Immunsystem gestärkt wird, das Selbstwertgefühl steigt, die Vitalität gesteigert wird, der Geist geschärft wird, sich der Schlaf verbessert, man mehr Freude hat und der Körper sich verjüngt – dann fangen Sie vielleicht sogar an, sich richtig nach Ihrem Spaziergang, Ihrer Fahrradtour oder Ihrem Besuch im Fitnessstudio zu sehnen!

Wenn Sie den vollen Nutzen aus Ihrer körperlichen Betätigung ziehen wollen, beachten Sie, dass es drei grundlegende Arten von physischer Aktivität gibt: die allgemeine physische Aktivität, das Konditionstraining und das Kraft- und Beweglichkeitstraining. Alle Aktivitäten wirken dem Alterungsprozess auf verschiedene Art entgegen. Versuchen Sie, alle drei Aktivitäten in Ihrem Bewegungsplan unterzubringen.

1. Allgemeine physische Aktivität

Damit ist die Bewegung im Alltag gemeint. Sie hat gute Effekte, und Sie haben ständig Gelegenheit, sie auszuführen – Sie müssen nur daran denken. Spazieren gehen, im Garten arbeiten, Fenster putzen, einkaufen gehen, Treppen steigen statt den Fahrstuhl nehmen, das Auto möglichst oft stehen lassen und stattdessen zu Fuß gehen oder sich aufs Fahrrad schwingen – all das kommt der Gesundheit zugute, immer mehr Forscher betonen heute die Wichtigkeit ebendieser Bewegung im Alltag.

Schon eine Steigerung des allgemeinen Aktivitätsniveaus – ohne ins Schwitzen zu kommen – kann bereits bis zu 40 Prozent des Verjüngungspotentials erschließen, das physische Aktivität mit sich bringt.

2. Konditionstraining

Damit sind Aktivitäten gemeint, bei denen Ihr Herz schneller schlägt, Sie außer Atem und gern auch ein bisschen ins Schwitzen kommen. Ein Beispiel dafür wären flotte Spaziergänge oder Nordic Walking. Wenn Sie joggen gehen, gibt es eine gute Regel: Laufen Sie nur so schnell, dass Sie sich notfalls mit Ihrem Trainingspartner unterhalten können. Wenn Sie dabei jedoch noch singen können, ist die Geschwindigkeit zu niedrig.

Eine gute Wirkung haben auch Tanzen, Badminton, Tennis, Fußball, Skifahren, Schlittschuhfahren, Fahrradfahren, Schwimmen und Wassergymnastik. Suchen Sie sich die Aktivität aus, die am besten zu Ihnen passt.

Diese Art von Bewegung trägt weitere 40 Prozent zum Verjüngungseffekt physischer Aktivität bei.

3. Kraft- und Beweglichkeitstraining

Ab 30 beginnt sich die Muskelmasse zu verringern – dem muss man rechtzeitig entgegenwirken. Jedes Prozent mehr Muskelmasse kann das Leben um ein Jahr verlängern. Muskeln durch Krafttraining aufzubauen und zu stärken und sie dann in Form zu halten, kann 20 Prozent zum gesamten Verjüngungseffekt beitragen. Aber das sind wichtige 20 Prozent, denn durch sie werden Muskeln und Knochen gestärkt, was wiederum das Risiko von Muskelzerrungen und Gelenkschäden vermindert, während Sie die anderen Arten von physischer Aktivität ausüben.

Wie viel sollten Sie trainieren?

»Wenig und oft«, heißt die Devise. Die Forschung empfiehlt täglich 30 Minuten »Alltagsbewegung«. Weitere positive Effekte für Ihre Gesundheit erzielen Sie, wenn Sie dreimal pro Woche 20 bis 30 Minuten laufen gehen oder eine vergleichbare Aktivität ausführen.

Alternativ können Sie die oben angeführten Aktivitäten kombinieren. Körperliche Aktivität, die die meisten großen Muskelgruppen des Körpers kräftigt, ist auch mindestens zweimal die Woche empfehlenswert.

Für Kinder werden täglich mindestens 60 Minuten körperliche Aktivität empfohlen.

Interessante Forschungsergebnisse:
Ein Mensch, der mindestens drei Stunden pro Woche trainiert, ist biologisch zehn Jahre jünger als ein untrainierter.

Kann man zu viel trainieren?
Es ist ratsam, das richtige Maß zu halten. In Studien hat sich gezeigt, dass extremes Training nicht zu verbesserter Gesundheit führt, sondern sich vielmehr die Verletzungsrisiken erhöhen, es kann es zum Beispiel zu Ermüdungsbrüchen kommen. Marathonläufer können sich Herzbeschwerden in Form von Kammerflimmern und Verschleißerkrankungen an Hüfte und Knie zuziehen. Auch für Bewegung und Training gilt also die Devise des Maßhaltens. Wenn Sie an irgendeiner Krankheit leiden, sprechen Sie mit Ihrem Arzt, bevor Sie größere sportliche Aktivitäten angehen.

Benutzen Sie einen Schrittzähler
Es kann motivierend wirken, einen Schrittzähler zu benutzen, um zu überprüfen, ob Sie das gesetzte Ziel erreicht haben. Nehmen Sie sich 10.000 bis 12.000 Schritte pro Tag vor, das entspricht einem Spaziergang von sechs bis acht Kilometern. Weniger als 5.000 Schritte pro Tag gelten als »sitzender Lebensstil«.

Energieverbrauch unter 30 Minuten

Wenn Sie körperliche Aktivität benutzen, um Ihr Gewicht im Griff zu behalten, kann es interessant sein, sich einmal anzusehen, welche Tätigkeiten mehr oder weniger Kalorien verbrauchen. Die Zahlen in der folgenden Tabelle sind nur ungefähre Werte, denn der Energieverbrauch kann variieren, unter anderem wegen des Körpergewichts, und auch, weil jeder die Intensität solcher Aktivitäten unterschiedlich gestaltet.

Tabelle 1: *Energieverbrauch bei Alltagsaktivitäten*

Gartenarbeit	150 kcal
Spazierengehen	150 kcal
Schlittschuhfahren	250 kcal
Schwimmen	350 kcal

Kann physische Aktivität einen ansonsten sitzenden Lebensstil ausgleichen?

Der sitzende Lebensstil wird ein immer größeres Problem. Fernsehen, soziale Medien und Computer stehlen uns mehr und mehr Zeit, manche Menschen sind sogar 90 Prozent ihrer wachen Zeit inaktiv. Wie sich herausgestellt hat, ist dieses tägliche

Stillsitzen ein ernstzunehmender Risikofaktor bei der Mehrzahl der großen Volkskrankheiten.

Beim Sitzen werden unsere großen Muskelgruppen, vor allem die Gesäß- und Beinmuskulatur, nicht benutzt, was unter anderem zu schlechterer Durchblutung und langsamerem Stoffwechsel führt. Das wiederum hat einen höheren Blutzuckerspiegel zur Folge, der wiederum Entzündungen begünstigt und das Risiko für Herz-Kreislauf-Erkrankungen, Diabetes, Krebs und vorzeitigen Tod erhöht.

Wenn man sich aber dreimal pro Woche körperlich bewegt, wird der gesundheitliche Effekt durch einen ansonsten sitzenden Lebensstil prompt wieder verringert.

Im Allgemeinen haben wir uns früher zu stark auf körperliche Betätigung konzentriert, aber erst jetzt beginnen wir zu begreifen, wie wichtig es ist, gleichzeitig einen sitzenden Lebensstil zu vermeiden.

Interessante Forschungsergebnisse:
Mehrere großangelegte Studien haben gezeigt, dass sich durch zu viel Sitzen (vor allem durch völlig unbewegliches Stillsitzen) das Risiko für Diabetes und Herz-Kreislauf-Erkrankungen und Krebs erhöht. Wie sich herausstellte, ist dieses Resultat unabhängig von hartem Training in der Freizeit!

An den Enden der Chromosomen sitzen sogenannte Telomere, die beeinflussen, wie wir und unsere Zellen altern. Forscher haben herausgefunden, dass die Telomere durch einen sitzenden Lebensstil verkürzt werden, was bedeutet, dass man seine Lebenszeit im Vergleich zu Personen, die sich bewegen, verringert.

Unterbrechen Sie also die Zeit, in der Sie sitzen müssen. Um die »Sitzkrankheit« zu heilen, vermeiden Sie es, länger als 30 bis 45 Minuten am Stück zu sitzen. Stehen Sie auf und bewegen Sie sich, holen Sie sich einen Kaffee, unterhalten Sie sich mit Ihren Arbeitskollegen oder tun Sie irgendetwas anderes. Es reicht schon, wenn Sie sich ein paar Minuten die Beine vertreten, um die negativen Effekte des Stillsitzens zu bekämpfen.

Stehen Sie auf – Ihrer Gesundheit zuliebe

Im Stehen zu arbeiten, ist der neueste Gesundheitstrend. Die Erkenntnis, dass man dadurch das Risiko einer Reihe von lebensstilbedingten Krankheiten verringert, führt dazu, dass immer mehr Leute im Stehen arbeiten.

Viele haben heute höhenverstellbare Schreibtische, was die Möglichkeit eröffnet, im Stehen zu arbeiten. Wenn man zwischen Stehen und Sitzen wechselt, geht es dem Körper besser. Im Stehen geht die Menge der schädlichen Blutfette zurück, der Blutzuckerspiegel sinkt, und Entzündungen verringern sich.

Das schafft bessere Voraussetzungen für gesündere Blutgefäße und ein gesünderes Herz. Wenn man das Gewicht vom einen auf das andere Bein verlagert, wird zusätzlich die Durchblutung angeregt.

Wenn man im Stehen arbeitet, wird der Körper aktiviert und die Verbrennung steigt. Das bedeutet, dass man sein Gewicht um bis zu zehn Kilo pro Jahr senken kann, wenn man täglich zwei Stunden steht statt sitzt.

Tipp 2

Zeit für Regeneration

Es ist wissenschaftlich bestätigt, dass ein weniger stressintensives Leben der Gesundheit zugutekommt. Lassen Sie also mal die Schultern entspannt nach unten sacken und spüren Sie:

Im Leben geht es nicht nur ums Überleben, sondern auch ums Leben.

Unsere Stressreaktion war einst überlebensnotwendig und ist daher im Grunde etwas Positives: Der Körper stellt sich auf Kampf oder Flucht ein. Aber in unserer modernen Gesellschaft braucht man nur noch selten körperlich ums Überleben zu kämpfen. Die Stressreaktion läuft jedoch auch bei psychischer Anspannung ab, zum Beispiel wenn man wütend ist, mit schweren finanziellen Problemen zu kämpfen hat, sich mit langweiliger Arbeit abrackert oder zu viel zu tun hat.

Es sind auch nicht nur echte Bedrohungen, die einen stressen können. Die Stresserfahrung ist die gleiche, wenn man sich eine Bedrohung oder eine schwierige Situation lediglich vorstellt, sie aber eigentlich gar nicht da ist oder vielleicht niemals eintreffen wird. Dennoch reagiert der Körper mit einer Stressreaktion. Auf diese Art kann man seinen Stress aufrechterhalten, auch wenn es einem gutgeht – einfach nur, indem man häufig an Widrigkeiten denkt, die einen selbst oder Angehörige treffen könnten, an Krankheiten, die womöglich drohen, auszubrechen, oder andere Schreckensszenarien dieser Art. Die Nachrichten im Fernsehen oder in den Tageszeitungen liefern kontinuierlich Gründe, sich noch mehr Sorgen und Stress zu machen.

Heute wissen wir, dass Stress genauso gefährlich ist wie Rauchen. Stress ist jedoch ein natürlicher Teil des Lebens, und der Mensch kann sogar eine Menge sogenannten situativen Stress aushalten. Aber in unserer heutigen Gesellschaft, in der viele über Mail, Handy und soziale Medien ständig vernetzt sind, muss man sich jedoch mit einer enormen Informationsflut auseinandersetzen und Unmengen von Entscheidungen treffen. Die Anforderungen im Arbeitsleben sind hoch, das Tempo ist schnell, und der Stress breitet sich aus und wird zum Dauerphänomen. Wenn man sich keine Zeit für Regeneration nimmt, kann die Gesundheit ernsthaften Schaden nehmen.

Verschiedene Arten von Stress

Situationen, die Stress verursachen, müssen nicht immer negativ sein. Bei etwas Großem und Wichtigem beispielsweise kann einem die Stressreaktion in dem Moment die zusätzliche Kraft verleihen, die man braucht, um diese Aufgabe zu bewältigen.

Stress kann von einem Menschen anders erlebt werden als vom anderen, und es ist auch unterschiedlich, wie man sich in ein und derselben Situation verhält. Was der eine als stressig erlebt, kann ein anderer als spannende Herausforderung empfinden. Verschiedene Einstellungen bewirken, dass manche Menschen mehr oder weniger in chronischem Stress leben, während andere die Probleme gar nicht sehen und sich deswegen auch nicht gestresst fühlen.

Viele empfinden die Ansprüche ihrer Umwelt als hoch, aber manchmal können es auch die eigenen Ansprüche sein, die einen am meisten stressen. Wenn man die Latte sehr hoch legt, wenn alles perfekt sein muss, dann schafft man Stress. Wenn man sich selbst nur auf Grund seiner Leistung wertschätzt, passiert es leicht, dass man sich zu immer höheren Leistungen antreibt, um das Gefühl zu haben, dass man etwas wert ist. Man muss aber erkennen, dass der eigene Wert nichts mit der Leistung zu tun hat!

In manchen Situationen kann man auch davon gestresst sein, dass man nicht genug erfüllende Aufgaben und Herausforderungen in seinem Leben hat. Unfreiwillige Einsamkeit, Arbeitslosigkeit oder fehlender Lebenssinn können Hoffnungslosigkeit und Stressgefühle auslösen.

Was bei Stress im Körper passiert

Stress wirkt sich auf den gesamten Körper aus. Stress ist energieraubend und verbraucht Nährstoffe und zehrt die körperlichen Reserven auf.

Bei Stress werden »Stresshormone« ausgeschüttet, wie zum Beispiel Adrenalin und Kortisol, und diese lassen Blutdruck, Blutzuckerspiegel und Blutfettwerte steigen. Das führt dazu, dass sich die Zahl der freien Radikale und Entzündungen im Körper erhöht, das wiederum schädigt das Immunsystem, und man läuft Gefahr, Herz-Kreislauf-Erkrankungen, Diabetes, Infektionen und Krebs zu entwickeln. Kurze Stressphasen schaden wahrscheinlich nicht, doch es entstehen Schäden, wenn man den Körper ausgedehntem oder wiederholtem Stress aussetzt, vielleicht wochen-, monate- oder jahrelang.

Interessante Forschungsergebnisse:
Vor kurzem wurde in einer Studie nachgewiesen, dass Frauen, die sich nicht stressen lassen, ein drei-

bis fünffach geringeres Risiko hatten, an Brustkrebs zu erkranken, als gestresste Frauen.

In einer schwedischen Studie stellte sich heraus, dass Menschen, die in mittlerem Alter unter Stress und Hoffnungslosigkeit leiden, ein dreifach größeres Risiko haben, später an Demenz zu erkranken.

Bestimmte Menschen lassen sich sehr leicht stressen. Sie werden wütend und ungeduldig im Stau, sie beschimpfen Autofahrer, die sie überholen, und brausen bei der geringsten Ungerechtigkeit auf. Solche Menschen haben ein mehrfach erhöhtes Risiko für Herz-Kreislauf-Erkrankungen – gemessen an der Häufigkeit von Schlaganfällen und Herzinfarkten.

Finden Sie Strategien gegen den Stress

Bewegung im Alltag

Eine der besten Methoden, sich zu erholen, besteht darin, dass man sich bewegt. Bei Stress passiert es einem nur zu leicht, dass man körperliche Aktivität aus dem Programm streicht, um Zeit zu sparen; aber gerade in solchen Phasen ist es besonders wohltuend, sich um seinen Körper zu kümmern und sich so viel wie möglich zu bewegen. Sport ist da sehr gut geeignet, denn Stress erhöht den Spiegel der Stresshormone, während Bewegung Stresshormone abbaut. Stattdessen wird ein »Ruhe-und-Frieden«-Hormon gebildet, das Oxytocin, das einem herrliche Entspannung verschafft.

Schlaf gibt Kraft
Schlaf ist nötig, damit sich Körper und Gehirn erholen und mit neuer Energie aufladen können. Wenn Sie das Thema Schlaf auf die leichte Schulter nehmen, weil Sie »keine Zeit zum Schlafen« haben, verlieren Sie rasch Energie und Effektivität. Sie tun sich schwerer, Probleme zu lösen, und können schlechter nein sagen. Sie tun sich auch schwerer, dem Stress in Ihrer Umgebung Widerstand zu leisten, vielmehr besteht die Gefahr, dass Sie sich mit hineinziehen lassen und ein Teil davon werden.

Atmen Sie richtig
Ruhig und methodisch zu atmen, ist vielleicht das effektivste Werkzeug gegen Stress, das dem Menschen gegeben ist. Durch ruhige, tiefe Atemzüge bis tief in den Bauch hinein bekommen Körper und Geist Gelegenheit, sich wieder zu vereinen und Kraft zu sammeln. Wenn Sie durch tiefe Atmung die Durchblutung steigern und die Herzfrequenz senken, verringern sich Ihre Ängste, das Immunsystem wird gestärkt, aber vor allem schafft das Atmen ein Wohlgefühl und innere Ruhe.

Lernen Sie verzeihen
Sie können nicht ändern, was geschehen ist, also versuchen Sie zu lernen, sich selbst zu verzeihen, und denken Sie stattdessen: Was habe ich daraus gelernt? Und dann setzen Sie neu an. Man muss auch eine Entschuldigung von anderen annehmen können, eine Ungerechtigkeit verzeihen und das Problem dann loslassen können.

Wer lernt, sich selbst und anderen zu verzeihen, verringert Ängste, Spannungen und damit schädlichen Stress.

Regelmäßige Erholung
Entspannung durch Meditation, Yoga und mentales Training kann Stressgefühle erfolgreich mindern. Sich in der Natur aufzuhalten oder spazieren zu gehen, kann ebenso auf viele Menschen eine beruhigende Wirkung haben. Man hat festgestellt, dass selbst durch eine Massage Oxytocin ausgeschüttet wird, das Stressgefühle verringert. Bei einer Achtsamkeits-Meditation geht es darum, ganz bewusst im Hier und Jetzt zu sein und die Gedanken weder in die Vergangenheit noch in die Zukunft schweifen zu lassen.

Gönnen Sie sich Tage, an denen Sie einfach nur »leben«. Treffen Sie sich mit Freunden, lachen Sie und haben Sie Spaß. Streicheln Sie Ihr Haustier. Lesen Sie, hören Sie Musik oder spielen Sie ein Instrument, singen Sie in einem Chor – all das kann das Stressmuster durchbrechen und Ihnen zur Entspannung dienen.

Nehmen Sie Ihr Leben wieder in die Hand
Situationen, die Sie schlecht kontrollieren können oder mit denen Sie nicht umzugehen wissen, sind stressig. Sich wieder die Kontrolle über seine persönliche Situation zu verschaffen, ist ein wesentlicher Teil der Stressbekämpfung. Es ist nicht möglich, alles zu schaffen, also konzentrieren Sie sich auf das Wichtigste. Versuchen Sie, einen Weg zu finden, die Dinge zu sortieren oder die Zahl der Bälle, die Sie in der Luft halten müssen, zu verringern.

Ein guter Tipp: Machen Sie sich eine Liste der Dinge, die Sie stressen und die getan werden müssen. Das verschafft Ihnen einen Überblick und macht es Ihnen leichter, sich auf das zu konzentrieren, was wirklich zuerst gemacht werden muss. Streichen Sie dann der Reihe nach alles von der Liste, was Sie gemacht haben. Es befriedigt einen, zu sehen, wie die Punkte immer weniger werden und dass Sie gewisse Dinge erledigt haben, was wiederum den Stress vermindert.

Werden Sie wieder Herr Ihres eigenen Lebens.

Time out

Permanent erreichbar zu sein, Kommentare auf Facebook abzugeben und wirklich jede Mail zu beantworten, kann einem Zeit rauben, die man nicht wirklich hat. Versuchen Sie, auch mal unerreichbar zu sein, bestimmen Sie selbst, ob und wann Sie Kontakt mit der Außenwelt haben wollen. Und konzentrieren Sie sich auf das, was Ihrer Meinung nach erledigt werden muss.

Legen Sie die Latte tiefer – denken Sie: »good enough«

Wenn die Umgebung zu hohe Ansprüche an Sie stellt, ist es wichtig, dieses Problem anzusprechen. Vielleicht begreift die betreffende Person nicht, wie schlecht es Ihnen wegen dieser Ansprüche geht, die da an Sie gestellt werden, und ist sogar offen für eine Diskussion, die zu einer Veränderung führen kann.

Wenn Sie sich selbst die Latte zu hoch gelegt haben, können Sie Selbstkritik üben und anfangen, Ihre Denkweise zu ändern. Versuchen Sie zu begreifen, dass es Ihnen viel besser ginge, wenn Sie diese Ansprüche herunterschrauben. Wahrscheinlich würde sich auch Ihre Umgebung freuen, Sie ein bisschen fröhlicher und zufriedener zu sehen. Alles perfekt zu machen, verlangt einen viel zu hohen Preis.

> **Sagen Sie sich auch mal:**
> **»good enough« –**
> **das vereinfacht Ihr Leben,**
> **der Stress lässt nach,**
> **und Sie leben länger und**
> **zufriedener.**

Tipp 3

Schlaf stärkt

Wenn man seine Gesundheit bewahren will, ist es wichtig, gut zu schlafen. Ordentlicher Nachtschlaf trägt sehr viel zum Wohlbefinden und Leistungsvermögen am nächsten Tag bei. Nach dem Schlafen sind wir ausgeruht. Wenn wir gut geschlafen haben, fällt es leichter, uns zu konzentrieren und Neues zu lernen. Mittlerweile weiß man mehr von der wichtigen Bedeutung des Schlafs, auch in langfristiger Hinsicht. Er hat sich als ein zentraler Faktor unseres Lebensstils herausgestellt. Ausreichender Schlaf kann das Risiko für eine Reihe verschiedener Krankheiten mindern.

Was passiert im Schlaf?

Schlaf ist die wichtigste Quelle der Regeneration. Er gibt dem Körper die Gelegenheit, nach einem anstrengenden Tag das Gleichgewicht wiederherzustellen. Wenn wir am Tage aktiv sind, verbrauchen wir Energie und »verschleißen« unseren Körper.

Wiederaufbau und Reparatur geschehen im Schlaf, sie hängen also zum Großteil davon ab, dass wir ausreichend schlafen.

Im Schlaf sinken Puls, Blutdruck, Atemfrequenz und Körpertemperatur. Der Stress nimmt ab, so dass die Zahl der freien Radikale zurückgeht, was wiederum zur Folge hat, dass auch die Entzündungen im Körper abnehmen. Gleichzeitig wird die Immunabwehr aufgebaut und gestärkt. Der Körper bereitet sich auf einen neuen aktiven Tag vor.

Interessante Forschungsergebnisse:
Schlaf trägt zum Aufbau des Immunsystems bei, wodurch das Risiko unter anderem für Herz-Kreislauf-Erkrankungen, Diabetes, Depressionen und Erschöpfungssyndrom sinkt. Guter Schlaf verlängert unser Leben.

Was bedeutet ausreichender Schlaf?

Lange war man der Meinung, dass acht Stunden Schlaf das Optimum sind. Vor gut zehn Jahren zeigte eine große amerikanische Studie jedoch:

Die optimale Schlafzeit beträgt im Schnitt sieben Stunden.

Das überraschende Ergebnis der Studie war, dass

sowohl zu viel als auch zu wenig Schlaf ein Gesundheitsrisiko darstellt. Das Risiko, vorzeitig zu sterben, war für diejenigen, die acht oder mehr Stunden pro Nacht schliefen, ebenso groß wie für diejenigen, die sechs Stunden oder weniger schliefen.

Eine schwedische Studie an 70.000 Frauen zeigte, dass sowohl Kurzschläferinnen als auch Langschläferinnen ein erhöhtes Risiko hatten, zu früh zu sterben, insbesondere wenn sie physisch auch noch inaktiv waren. Doch bei den physisch aktiven Langschläferinnen war keine erhöhte Sterblichkeitsrate zu beobachten – im Vergleich zu denen, die sieben Stunden pro Nacht schliefen. Mit anderen Worten: Die negativen Auswirkungen der Langschläferei wurden durch körperliche Bewegung aufgehoben.

Das Alter ist ein Faktor, der ebenfalls einbezogen werden muss, wenn man den Schlafbedarf einschätzt. Der Schlafbedarf nimmt im Laufe des Lebens ab. Am größten ist er bei Kindern und jungen Menschen. Ein Zwanzigjähriger kann gut acht Stunden Schlaf gebrauchen, aber mit den Jahren nimmt der Schlafbedarf ab, bis man als Sechzigjähriger mit sechs Stunden auskommt.

Machen Sie einen Mittagsschlaf

Eine Studie mit 24.000 Teilnehmern zeigte, dass bei Menschen, die regelmäßig einen Mittagsschlaf gemacht haben, das Risiko von Herz-Kreislauf-Erkrankungen mit tödlichem Ausgang um fast 40 Prozent niedriger lag. Am besten ist es, wenn man den Mittagsschlaf (etwa 20 Minuten scheinen die optimale Dauer zu sein) mitten am Tag hält, damit man abends keine Einschlafschwierigkeiten hat.

Tipps für einen guten Schlaf

Schlafroutine
Schaffen Sie eine ganz klare Routine. Versuchen Sie, jeden Tag zur gleichen Zeit schlafen zu gehen und wieder aufzustehen. Damit unterstützen Sie Ihre biologische Uhr und stärken Ihren Körper.

Tageslicht
Halten Sie sich am Morgen und am Vormittag im Tageslicht auf. Das vermindert die Produktion des Schlafhormons Melatonin, und der Körper wird auf Tag und Aktivität gepolt. Das unterstützt die biologische Uhr und bewirkt, dass die abendliche Dunkelheit wiederum für die Produktion von Schlafhormonen sorgt.

Bewegung
Bewegung setzt stressreduzierende Endorphine frei, die einem abends das Einschlafen erleichtern und auch die Qualität des Schlafs verbessern. Vermeiden Sie es jedoch, kurz vorm Schlafengehen Sport zu treiben.

Entspannung
Fangen Sie abends rechtzeitig vor dem Schlafengehen mit der Entspannung an: Schieben Sie Computer und Telefon beiseite. Versuchen Sie, alles auszuschalten, was Sie stresst. Schreiben Sie die Dinge auf, an die Sie am nächsten Tag denken müssen. Dann können Sie die Gedanken an Unerledigtes leichter loslassen. Vor dem Schlafen sind ruhige Aktivitäten angesagt, zum Beispiel die Lektüre eines nicht allzu spannenden Buchs. Üben Sie die Fähigkeit, sich vor dem Schlafengehen zu entspannen. Ernennen Sie das Bett zur absolut arbeitsfreien Zone.

Gute Umgebung
Lüften Sie Ihr Schlafzimmer und legen Sie sich dann in ein gemütliches Bett in einem stillen, kühlen, dunklen Zimmer. Die Dunkelheit signalisiert dem Gehirn, dass es Nacht ist, und regt es zur Ausschüttung des Schlafhormons Melatonin an.

Vorsicht mit Koffein und Alkohol

Koffein und Alkohol können den Schlaf stören. Koffein hat eine Halbwertszeit von sechs bis acht Stunden. Das bedeutet, wenn Sie am Nachmittag zwei Tassen Kaffee trinken, haben Sie am Abend immer noch die Wirkung des Koffeins im Körper, die einer Tasse Kaffee entspricht. Das kann ausreichen, um Ihnen das Einschlafen zu erschweren. Was den Alkohol angeht: Der kann das Einschlafen zwar erleichtern, doch dann ist er ein richtiger Schlafzerstörer. Bei der Verbrennung von Alkohol entsteht eine solche Unruhe im Körper, dass man immer wieder aufwacht und insgesamt schlechter schläft.

Schnarchen – ein Alarmsignal

Etwa zehn Prozent aller regelmäßig Schnarchenden haben während des Schlafens auch Atemstillstand (Schlafapnoe). Das bedeutet, dass für einen Moment der Rachen komplett verschlossen wird. So ein Atemstillstand kann von einigen Sekunden bis zu einer Minute dauern.

Schnarchen – insbesondere die Schlafapnoe – beeinträchtigt den Schlaf, wodurch sich auch die Lebensqualität verschlechtert. Man fühlt sich dann am Tag unverhältnismäßig müde und kann unter Störungen des Gedächtnisses und der Konzentration leiden.

Schlafapnoe kann mit mehreren ernsten Erkrankungen in Verbindung gebracht werden. Der verminderte Sauerstoffgehalt des Bluts zwingt das Herz, schwerer zu arbeiten, und Stresshormone und Blutdruck steigen. Ohne Behandlung steigert sich die schädliche Wirkung, was langfristig gesehen zu diversen ernsten medizinischen Problemen führen kann, darunter Herz-Kreislauf-Erkrankungen, Schlaganfall, Bluthochdruck, Diabetes und Asthma. Außerdem hat ein Mensch mit Schlafapnoe ein sechs- bis siebenfach erhöhtes Risiko, auf Grund seiner Müdigkeit einen Autounfall zu verursachen.

Ein paar gute Ratschläge
- Versuchen Sie, auf dem Bauch oder in Seitenlage zu schlafen.
- Versuchen Sie es mit Hilfsmitteln, die die Atemwege weiten (Schnarchpflaster, Weichgaumenimplantate aus Polyester).
- Benutzen Sie ein Nasenspray, wenn Sie erkältet sind.
- Meiden Sie Alkohol, Tabak und Schlafmittel.
- Versuchen Sie, Gewicht zu verlieren, falls Sie übergewichtig sind.

Tipp 4

Sonnenbaden – aber in Maßen

Sonne und Vitamin D

Sobald man sich in der Sonne befindet, setzt man sich der ultravioletten Strahlung aus, die aus UVA- und UVB-Strahlen besteht. Die UVB-Strahlen bilden Vitamin D, wenn unsere Hautzellen dem direkten Kontakt mit dem Sonnenlicht ausgesetzt sind.

Die Sonne ist als Vitamin-D-Quelle ungeschlagen. Daneben nehmen wir noch ein bisschen Vitamin D über die Nahrung auf, zum Beispiel mit fettem Fisch (Lachs, Hering, Makrele, Aal), Eiern und mit Vitamin D angereicherter Milch. Es ist jedoch interessant, die Effekte nebeneinanderzustellen: Ein kurzes Sonnenbad im Sommer schenkt uns ebenso viel Vitamin D wie 50 Gläser Milch!

Im Winterhalbjahr wird im Großen und Ganzen kein Vitamin D gebildet, da sind wir also ganz auf das angewiesen, was wir mit der Nahrung aufnehmen. In dieser Zeit besteht das Risiko eines Vitamin-D-Mangels, und man hat beobachtet, dass viele Krankheiten, unter anderem Krebs und MS, in sonnenarmen Ländern häufiger vorkommen.

Wozu ist Vitamin D gut?

Vitamin D könnte man als Wundermolekül beschreiben, das für den reibungslosen Ablauf vieler verschiedener Körperfunktionen benötigt wird. Vitamin D ist gut fürs Nervensystem und auch für die Knochenbildung, denn es wirkt der Osteoporose entgegen. Des Weiteren reguliert es das Hormonsystem und verbessert die Aufnahme von Mineralien und anderen wichtigen Stoffen aus dem Darm. Vitamin D aktiviert und stärkt auch das Immunsystem und trägt dazu bei, dass Entzündungen eingedämmt werden. Auf diese Art schützt es uns vor einer ganzen Reihe von Krankheiten, unter anderem vor

- verschiedenen Krebsarten
- Multiple Sklerose (MS)
- Diabetes
- rheumatischen Erkrankungen
- Depressionen
- Psoriasis (Schuppenflechte)

- Osteoporose
- Infektionen
- Demenz
- Thrombosen in den Beinen

Interessante Forschungsergebnisse:
In einer Studie in Südschweden wurden 29.000 Frauen über einen Zeitraum von 20 Jahren beobachtet. Man verglich, wie viel sie sich für gewöhnlich der Sonne ausgesetzt hatten und wie häufig verschiedene Krankheiten auftraten und zum Tode führten. Wie sich herausstellte, litten die Frauen, die die Sonne gemieden hatten, viel häufiger an Diabetes und Thrombosen, wodurch sich ihre Sterblichkeit im Vergleich zu den Frauen, die sich gesonnt hatten, verdoppelte.

Sich nie dem Sonnenlicht auszusetzen, wurde bei Herz-Kreislauf-Erkrankungen (auch mit Todesfolge) als ebenso großer Risikofaktor eingeschätzt wie Rauchen, sitzender Lebensstil und Übergewicht.

In einer anderen Studie haben Forscher die Daten von über vier Millionen Patienten aus 13 Ländern analysiert. Die Länder wurden in sonnige Staaten – zum Beispiel Spanien, Australien, Singapur – und sonnenarme Staaten eingeteilt, beispielsweise Schweden und die anderen nordischen Länder, Kanada eingeschlossen. Man kam zu dem Schluss, dass Menschen aus sonnigen Ländern ein erheblich niedrigeres Risiko haben, an vielen Krebsarten – wie Magen-, Darm-, Nieren-, Blasen-, Prostata-, Brust- und Lungenkrebs – zu erkranken. Die Minderung des Risikos belief sich im Schnitt auf gut 50 Prozent. Die Ursache für dieses aufsehenerregende Ergebnis scheint offenbar darin zu liegen, dass die Sonne die körpereigene Vitamin-D-Produktion stimuliert.

Vitamin D durch Sonnenbäder

Die meisten wünschen sich eine gewisse Sonnenbräune, für viele ist es sogar das große Ziel im Sommer, braun zu werden. Es wird jedoch gar nicht so viel UV-Licht benötigt, um ausreichend Vitamin D zu bilden.

In unseren Breiten reicht es im Sommer, am Tag eine Weile die Sonne ins Gesicht und auf die Arme scheinen zu lassen, um den Tagesbedarf an Vitamin D abzudecken.

Je näher man dem Äquator kommt, umso stärker ist die UV-Strahlung und umso kürzer die benötigte Zeit. Mit anderen Worten: Wir brauchen uns nicht zu grillen, damit der Körper ausreichend Vitamin D bekommt, denn dann steigert man nur das Risiko, Falten und schlimmstenfalls Hautkrebs zu bekommen. Mehr Sonne bedeutet nicht mehr Vitamin D, denn die Haut stellt die Produktion ein, sobald der Bedarf gedeckt ist.

Vitamin D durch Nahrungsergänzungsmittel

Da die UVB-Strahlen in der Atmosphäre herausgefiltert werden, wenn die Sonne zu tief steht, können wir praktisch nur im Sommerhalbjahr, also von April bis September, nennenswerte Mengen an Vitamin D produzieren. Das heißt, dass wir in unserer Klimazone im Winterhalbjahr kein natürliches Vitamin D mit Hilfe der Sonne bilden können.

Vitamin-D-Mangel kann das Leben verkürzen – aber gerade Vitamin D ist eines der wenigen Vitamine, bei denen wir wirklich der Gefahr einer Unterversorgung ausgesetzt sind. Extragaben von Vitamin D im Winterhalbjahr können der Gesundheit daher sehr zuträglich sein. Wenn man sich an die empfohlene Dosis hält, besteht auch keine Gefahr einer Vergiftung. Längere Zeit eingenommene hohe Dosen können jedoch Vergiftungssymptome hervorrufen.

Die Gesundheitsbehörden empfehlen eine tägliche Aufnahme von 10 Mikrogramm/400 IE (IE = internationale Einheiten) Vitamin D für Kinder und Erwachsene. Älteren Menschen über 75 wird die doppelte Dosis empfohlen, also 20 Mikrogramm/800 IE pro Tag. Das Vitamin D, das man beim Sonnenbaden im Sommer gebildet hat, reicht zwar noch bis einige Wochen in den Herbst, doch dann nimmt es allmählich ab. Deswegen ist anzuraten, zum Herbstanfang mit der Vitamin-D-Einnahme zu beginnen und sie bis zum Frühjahrsanfang fortzusetzen.

Ratschläge zum Sonnenbaden

Sonnen Sie sich im Sommerhalbjahr täglich. In unseren Breitengraden müssen wir zusehen, dass wir unsere Vitamin-D-Speicher auf Vorrat füllen. Zum Sonnenbaden müssen Sie sich aber nicht nackt an den Strand legen. Die Sonne kann ihre gesunde Vitamin-D-Wirkung schon entfalten, wenn Sie im Garten arbeiten, spazieren gehen oder mit Shorts und T-Shirt in der Hängematte liegen.

Um sicherzustellen, dass Sie die erforderliche Tagesdosis Vitamin D bekommen, sollten Sie sich 15 bis 20 Minuten ohne Sonnenschutz sonnen. Sonnencreme filtert die UVB-Strahlung heraus, und dann wird im Grunde überhaupt kein Vitamin D gebildet. Sonnen Sie sich in der Mitte des Tages, denn die Sonne gibt am meisten Vitamin D, wenn sie am höchsten am Himmel steht. Wenn Sie den ganzen Tag im Haus arbeiten, gehen Sie zumindest in der

Mittagspause mal raus. Verbinden Sie das mit einem Spaziergang oder trinken Sie einen Kaffee in der Sonne.

Wenn Sie vorhaben, sich länger als 20 Minuten in der Sonne aufzuhalten, sollten Sie Sonnencreme benutzen. Und vergessen Sie nicht: Einen Sonnenbrand müssen Sie auf jeden Fall vermeiden. Duschen Sie auch nicht direkt nach dem Sonnenbad und benutzen Sie keine Seife, denn sonst wird das fettlösliche Vitamin D gleich wieder fortgewaschen. Es dauert ein paar Stunden, bis es von der Haut in den Körper aufgenommen ist.

Benutzen Sie eine Sonnenbrille, um die Augen vor dem UV-Licht zu schützen und das Risiko für Grauen Star zu mindern.
    Neben der Einnahme eines Vitamin-D-Präparats ist es im Winter auch günstig, nach Möglichkeit einen Sonnenurlaub einzuplanen.

Sonnenbäder sind eher gesund als gefährlich

Wenn man sich sonnt, stärkt das die Gesundheit und hält viele Krankheiten fern. Professor Edward Giovannucci von der Harvard University stellte bereits 2005 fest:

**Auf jeden Menschen,
der an Hautkrebs stirbt,
kommen 30, die an
Vitamin-D-Mangel sterben.**

Aber das gilt natürlich nur, wenn man beim Sonnenbaden vernünftig bleibt und sich keinen Sonnenbrand holt. Das Risiko, später im Leben ein malignes Melanom zu entwickeln, ist größer, wenn man als Kind Sonnenbrand hatte. Wer Risikofaktor-Träger für maligne Melanome ist, muss besonders vorsichtig sein, wenn er sich den Sonnenstrahlen aussetzt. Zu den Risikofaktoren gehören: blonde Haare, rote Haare oder Sommersprossen, viele Muttermale oder Hautkrebs in der Familie. Risikopatienten müssen sich vor der Sonne schützen, und zwar eher mit Kleidung als mit Sonnencreme. Und bei Kindern sollte man immer vorsichtig mit direkter Sonneneinwirkung sein.

Tipp 5

Essen Sie sich gesund

In den letzten 15 Jahren sind Hunderttausende Studien zum Thema Ernährung veröffentlicht worden. Trotzdem gibt es noch viele Fragen, bei denen man unsicher ist, und immer wieder hört man neue Empfehlungen. Ein Grund dafür liegt darin, dass Ernährungsstudien sehr schwer durchzuführen und die Ergebnisse schwer zu interpretieren sind.

In dieser Flut von Informationen gibt es jedoch gewisse Fakten, bei denen sich die Wissenschaftler einig sind. Unter anderem steht eindeutig fest, dass bestimmte Nahrungsmittel ganz klar mit Gesundheit beziehungsweise Krankheiten in Verbindung gebracht werden können. Wie sich zeigt, ist an der Aussage »Du bist, was du isst« doch ziemlich viel dran. Wenn man sich richtig ernährt, genießt man ein längeres und gesünderes Leben.

Essen kann Entzündungen sowohl hemmen als auch verursachen

Im einleitenden Kapitel dieses Buches wurde erwähnt, dass tückische Entzündungen dem Körper schaden und unter anderem Infektionen, Krebs, Herz-Kreislauf-Krankheiten, Diabetes und Demenz verursachen. Die Forschung der letzten Jahre hat gezeigt, dass bestimmte Nahrungsmittel für heftige Entzündungen im Körper sorgen, weil sie die Menge der freien Radikale erhöhen.

Es gibt aber auch Nahrungsmittel, die unsere wichtige Immunabwehr stärken, uns vor Entzündungen schützen oder sie sogar heilen.

Dazu zählen:
- Nahrungsmittel mit Antioxidantien
- Nahrungsmittel mit Omega-3- und Omega-6-Fettsäuren in ausgewogenem Verhältnis
- Nahrungsmittel mit niedrigem glykämischen Index
- Ballaststoffe und Probiotika

1. Antioxidantien

In unserer Nahrung kommen sogenannte Antioxidantien vor. Es gibt mehrere Stoffe, die als Antioxidantien wirken können, zum Beispiel Vitamin A, Vitamin B2 und B5, Vitamin C, Vitamin E, Riboflavin und Selen. Auch Kupfer, Mangan und Zink spielen eine wichtige Rolle, weil sie in verschiedenen Verbindungen mit antioxidativem Effekt vorkommen. Die verschiedenen Typen von Antioxidantien arbeiten wie ein Team zusammen, daher muss man alle Arten zu sich nehmen, um die gesamte Wirkung zu erzielen.

Der Körper kann Antioxidantien selbst herstellen, doch die Produktion geht bereits ab dem Alter von 25 Jahren zurück. Deswegen müssen wir über unsere Nahrung Antioxidantien aufnehmen.

Antioxidantien kümmern sich um freie Radikale

Freie Radikale greifen die Körperzellen an, beschädigen sie, zerstören ihre Funktionsfähigkeit und tragen zu Alterung und diversen Krankheiten bei. Antioxidantien fungieren wie Wachen, die die im Körper entstandenen freien Radikale aufspüren und unschädlich machen. Solange es genug Wachen gibt, bleibt die Zahl der freien Radikale im Körper gering.

Antioxidantien schützen auch vor gefährlichen Genen

Eine andere spannende Entdeckung ist die, dass Antioxidantien auch erkennen können, ob irgendein Gen, das wir in uns tragen, eine Krankheit verursachen könnte. Heute weiß man, dass bestimmte Gene mit bestimmten Krankheiten in Verbindung stehen, unter anderem mit Diabetes, Parkinson, Alzheimer und verschiedenen Krebsarten. Nur wenige wissen, dass das Gen gar nicht zum Problem werden muss, wenn es nicht aktiviert wird.

Ein Faktor, der ganz massiv zur Aktivierung solcher Gene beiträgt, sind freie Radikale. Das heißt, wenn die freien Radikale in ihrem Angriff aufgehalten werden dank schützender Antioxidantien, dann kann das Gen passiv und ungefährlich bleiben.

In welchen Nahrungsmitteln sind Antioxidantien enthalten?

Obst enthält beispielsweise jede Menge Antioxidantien. Suchen Sie sich selbst aus, welche Obstsorte Ihnen am besten schmeckt, und variieren Sie Ihre Wahl je nach Saison. Suchen Sie sich die Früchte und Beeren nach der Regenbogenmethode aus, dann nehmen Sie automatisch große Mengen verschiedener Sorten von Antioxidantien zu sich (siehe Tabelle 2).

Passen Sie allerdings bei rund einem Dutzend Obst- und Gemüsesorten auf, die so viele Pestizide (Schädlingsbekämpfungsmittel) enthalten, wenn sie nicht aus Bio-Anbau stammen (auch »dirty dozen« genannt, das dreckige Dutzend). Diese Sorten sollten nur verzehrt werden, wenn sie aus biologischem Anbau stammen. Sie sind in Tabelle 2 und 3 mit dem Vermerk »bio« versehen. (Kartoffeln gehören übrigens auch zur Dirty-Dozen-Liste, aber Kartoffeln sind in der Hitliste mit den meisten Antioxidantien nicht enthalten.) Wenn es keine Alternative aus Bio-Anbau gibt, dann greifen Sie stattdessen lieber zu anderem, nicht vergiftetem Obst oder Gemüse. Manchmal gibt es auch tiefgekühlte Alternativen, die eine gute Wahl sind. Trockenobst zu essen, ist ebenfalls ein effektiver Weg, viele Antioxidantien aufzunehmen.

Tabelle 2

Hitliste Obst mit den meisten Antioxidantien			
Apfel (bio)	Aprikose	Aronia	Banane
Birne	Blaubeere	Brombeere	Cranberry
Datteln	Erdbeere (bio)	Gojibeere	Granatapfel
Grapefruit	Himbeere	Johannesbeere, schwarz	Kirsche

Kiwi	Nektarine (bio)	Orange	Pfirsich (bio)
Pflaume	Preiselbeere	Rosine	Sanddorn
Stachelbeere	Trockenpflaume	Weintraube, blau (bio)	Zitrone

Bei Gemüse können Sie bei jeder Mahlzeit in den verschiedensten Farben schwelgen. Suchen Sie sich Gemüse, das reichlich Antioxidantien enthält, von der Hitliste aus (siehe Tabelle 3).

Tabelle 3

Hitliste Gemüse mit den meisten Antioxidantien			
Aubergine	Avocado	Blumenkohl	Bohnen
Brokkoli	Eisbergsalat	Erbsen	Grünkohl
Gurke (bio)	Karotte	Kopfsalat	Kürbis
Zwiebel, Knoblauch	Melone	Paprika	Rhabarber
Rosenkohl	Rote Bete	Sellerie (bio)	Spinat (bio)
Süßkartoffeln	Tomate (bio)	Weißkraut	Zuckerschote (bio)

Wie viel Obst und Gemüse sollte man essen?

Setzen Sie sich das Ziel, zu jeder Mahlzeit des Tages Obst und Gemüse zu essen. Eine angemessene Tagesration beträgt 500 bis 700 Gramm (beispielsweise drei bis vier Stück Obst und zwei bis drei Portionen Gemüse). Manchmal kann eine Waage ganz hilfreich sein, um die Menge zu kontrollieren.

Für die meisten ist das eine ganz schöne Herausforderung, denn heutzutage verzehren nur zwei von zehn Schweden diese Menge! Trauen Sie sich, neue Obst- und Gemüsesorten auszuprobieren, egal ob frisch oder tiefgefroren; das Angebot in den Läden ist groß.

Vermeiden Sie Erhitzen
Die meisten Antioxidantien werden durch Temperaturen zwischen 30 und 100 Grad zerstört. Wenn Sie die Lebensmittel erwärmen (auch bei Erhitzen mit Hilfe der Mikrowelle), eliminieren Sie im Grunde sämtliche Antioxidantien. Wenn möglich, bereiten Sie das Gemüse vorsichtig im Wok zu oder dämpfen Sie es. Die einzige Ausnahme sind Tomaten, die eine gewisse Erhitzung benötigen, um ihr Antioxidans (Lycopin) überhaupt freizusetzen. Tomatensauce, Tomatenpüree und eingelegte Tomaten sind daher besonders gut.

Auch viele Gewürzkräuter können große Mengen an Antioxidantien enthalten.

Tabelle 4

Hitliste der Gewürze und Kräuter mit den meisten Antioxidantien			
Basilikum	Cayennepfeffer	Chilipfeffer	Curry
Dill	Gewürznelken	Ingwer	Kardamom
Kümmel	Kurkuma	Minze	Oregano
Petersilie	Pfeffer, schwarz	Rosmarin	Salbei
Senfkörner	Thymian	Zimt	

Übrigens hat Kurkuma interessanterweise den stärksten entzündungshemmenden Effekt von allen. Kurkuma macht ungefähr 20 Prozent von Currygewürz aus.

In Indien beispielsweise, wo man täglich Kurkuma isst, lässt sich beobachten, dass die Zahl der Krebserkrankungen – im Vergleich zu westlichen Gleichaltrigen – um das Fünf- bis Fünfzigfache niedriger liegt (je nach Krebsart). Kein Wunder, dass Kurkuma das Gold Asiens genannt wurde! Beachten Sie jedoch, dass Kurkuma vom Darm nur in Kombination mit Pfeffer oder Ingwer aufgenommen werden kann. Während der Schwangerschaft und Stillzeit sollte man Kurkuma meiden, und bei einer Überdosierung besteht die Gefahr einer Reihe von Nebenwirkungen.

Superdrink mit Kurkuma
(Rezept von Professor Stig Bengmark)

Rühren Sie einen Esslöffel Kurkuma, einen Teelöffel Zimt sowie einen viertel Teelöffel Chilipfeffer, Cayennepfeffer oder schwarzen Pfeffer mit einem Esslöffel Zitronensaft, einem Esslöffel Apfelessig und einem Esslöffel Oliven- oder Kokosöl glatt.

Mischen Sie das Ganze in einem Glas mit ein bis zwei Dezilitern schwarzem Johannisbeersaft (oder Hafermilch oder Wasser – kosten Sie einfach selbst) und trinken Sie die Mischung einmal täglich. Man kann auch versuchen, die oben genannten Flüssigkeiten durch beispielsweise Porridge mit Apfelmus oder mit den Beeren, die man am liebsten mag, zu ersetzen, um einen besseren Geschmack zu erzielen.

Nüsse sind auch sehr gesund. Sie enthalten eine ganze Reihe von entzündungshemmenden Stoffen und erleichtern zudem die Aufnahme von Antioxidantien. Essen Sie jeden Tag eine Handvoll Nüsse. Ich habe Mandeln in die Tabelle mit aufgenommen, obwohl sie streng botanisch gesehen nicht zu den Nüssen gehören.

Tabelle 5

Hitliste der Nüsse mit den meisten Antioxidantien				
Cashew-kerne	Hasel-nüsse	Mandeln	Pekan-nüsse	Wal-nüsse

Seien Sie jedoch vorsichtig bei alten Walnüssen, schauen Sie bei ihnen wenn möglich immer auf das Haltbarkeitsdatum. Sie können eine größere Menge Transfette enthalten, die schädlich für die Blutgefäße sind. Bewahren Sie Walnüsse am besten im Kühlschrank auf, denn sie reagieren empfindlich auf Wärme und Sonneneinstrahlung. Verfärbte oder schimmelige Nüsse können einen krebserregenden Stoff enthalten, Aflatoxin. Werfen Sie in so einem Fall die ganze Tüte Nüsse weg.

Eine richtig gesunde Nuss ist Leinsamen, der ebenfalls Antioxidantien enthält und den man sich prima unter die Frühstücksflocken mischen kann. Er kann jedoch – wie auch andere ballaststoffreiche Nahrungsmittel – bei Menschen mit empfindlichem Darm Verdauungsprobleme hervorrufen. Essen Sie maximal zwei Esslöffel Leinsamen pro Tag, denn Leinsamen kann auch eine gewisse Menge an giftigen Zyanidprodukten enthalten.

Bei Kürbiskernen, Sonnenblumenkernen und Pinienkernen sollten Sie sich wegen ihres Gehalts an Omega-6-Fettsäuren etwas zurückhalten.

Schokolade enthält ebenfalls Antioxidantien. Empfohlen wird dunkle Schokolade mit mindestens 70 Prozent Kakaogehalt.

Interessante Forschungsergebnisse:
In zwei kürzlich veröffentlichten Studien wurde festgestellt, dass ein hoher Schokoladenkonsum mit einer Verringerung des Risikos für Herz-Kreislauf-Erkrankungen und Schlaganfall einhergeht. Überraschenderweise zeigte sich dieses Resultat beim Verzehr von allen Arten von Schokolade! Bis auf weiteres gilt aber trotzdem, dass solche mit 70 Prozent Kakaogehalt vorzuziehen ist.

2. Omega-3- und Omega-6-Fettsäuren im richtigen Verhältnis

Omega-3-Fettsäuren

Omega-3-Fettsäuren sind gesunde, mehrfach ungesättigte Fettsäuren, die der Mensch nicht selbst bilden kann. Deswegen müssen wir sie mit der Nahrung aufnehmen. Omega-3-Fettsäuren, die vor allem in Fisch und Meeresfrüchten enthalten sind, erhöhen die Menge einer hormonähnlichen Substanz, der Eikosanoide, die wiederum massiv entzündungshemmende Wirkung haben (siehe Tabelle 6).

Tabelle 6

Hitliste der Fische und Meeresfrüchte mit den meisten Omega-3-Fettsäuren			
Anchovis	Garnele	Hering	Hummer
Königskrabbe	Lachs	Makrele	Muschel
Regenbogenforelle	Sardine	Thunfisch	

Wer mehrmals in der Woche Fisch isst, senkt das Risiko, an diversen Krebsarten zu erkranken, ganz erheblich. Beachten Sie, dass tiefgekühlter Fisch mit der Zeit einen Teil seiner Omega-3-Fettsäuren verliert.

Die Gesundheitsbehörden empfehlen den Verzehr von Fisch und Meeresfrüchten zwei- bis dreimal pro Woche. Man rät jedoch von wild gefangenem Fisch aus der Ostsee ab, weil dieser oft einen hohen Gehalt an Umweltgiften aufweist (Quecksilber, PCB, Dioxin). Es wird immer noch diskutiert, ob Zuchtlachs empfohlen werden kann oder nicht.

Omega-3-Fettsäuren finden sich auch in Ölen, Samen, Nüssen und in bestimmten Gemüsesorten (siehe Tabelle 7).

Tabelle 7

Hitliste der Öle, Samen, Nüsse und Gemüsesorten mit den meisten Omega-3-Fettsäuren			
Avocado	Chiasamen	Grünkohl	Kokosöl
Lebertran	Leinsamen	Leinöl	Oliven
Olivenöl	Rapsöl	Spinat	Walnüsse

Fleisch und Milchprodukte können auch eine gewisse Menge an Omega-3-Fettsäuren enthalten, aber dazu ist erforderlich, dass die Tiere auf der Weide gewesen sind und frisches Gras gefressen haben. Eier sind ebenfalls eine gute Quelle für Omega-3-Fettsäuren, aber auch in diesem Fall müssen sie von freilaufenden Tieren stammen.

Interessante Forschungsergebnisse:
Eine große schwedische Studie hat gezeigt, dass ungesättigte Fettsäuren in Oliven- und Rapsöl das Risiko von Brustkrebs um fast 50 Prozent senken. Es reicht bereits, wenn man nur einen Esslöffel des Fettes (Margarine) durch Oliven- oder Rapsöl ersetzt.

Omega-6-Fettsäuren

Omega-6-Fettsäuren (Linolsäure) sind ebenfalls gesunde mehrfach ungesättigte Fettsäuren – wenn die richtige Menge verzehrt wird. Wir können sie nicht selbst bilden, sie müssen also auch mit der Nahrung aufgenommen werden. In prähistorischer Zeit aß der Mensch ungefähr gleich viel Omega-3- und Omega-6-Fettsäuren, was einen positiven Effekt auf die Gesundheit hatte. Im Laufe der Menschheitsgeschichte haben sich die Essgewohnheiten jedoch entscheidend verändert, und heute kann es vorkommen, dass unsere Nahrung zwanzigmal mehr Omega-6- als Omega-3-Fettsäuren enthält – doch dann entfalten die Omega-6-Fettsäuren einen entzündungsfördernden Effekt!

Dieses Ungleichgewicht bei der Aufnahme von Fettsäuren halten Ernährungswissenschaftler heute für einen entscheidenden Faktor im Zusammenhang mit dem Anstieg von Entzündungen und geschwächter Immunabwehr.

Die Kennzeichnung »bio« bedeutet, dass ein Produkt keine Schädlings- oder Unkrautvernichtungsmittel, Hormone oder Antibiotika enthält. Dennoch kann es immer noch reich an Omega-6- und arm an Omega-3-Fettsäuren sein. Halten Sie daher Ausschau nach zusätzlichen Vermerken wie »aus Weidehaltung« oder auch »reich an Omega-3-Fettsäuren«.

Tabelle 8

Liste der Nahrungsmittel, die reich an Omega-6-Fettsäuren und daher eher zu vermeiden sind
Röstzwiebeln, Pommes, Chips
Kekse, Kuchen, Süßigkeiten, Weißbrot
Mayonnaise, Dressing aus der Flasche
Maisöl, Sonnenblumenöl, Sojaöl, Palmöl
Gehärtete Fette (Transfette), Margarine
Sonnenblumenkerne, Sesamsamen, Kürbiskerne, Pinienkerne
Fleisch von Vieh, das nicht aus Weidehaltung stammt
Eier von Hühnern, die nicht aus Freilandhaltung stammen

3. Bevorzugen Sie Nahrungsmittel mit niedrigem glykämischen Index

Der Körper braucht Kohlehydrate zur Energiegewinnung. Es gibt langsame und schnelle Kohlehydrate. Der glykämische Index (GI) ist ein Gradmesser dafür, wie rasch der Blutzuckerspiegel nach dem Verzehr des betreffenden Lebensmittels ansteigt.

Wenn Sie Nahrungsmittel mit niedrigem glykämischen Index – also langsamen Kohlehydraten – bevorzugen (siehe Tabelle 9), führt das zu einem niedrigen bis mäßigen Anstieg des Blutzucker- beziehungsweise Insulinspiegels und damit zu einem niedrigen Grad an Entzündungen im Körper.

Essen und Getränke, die schnell verbrannt werden – also schnelle Kohlehydrate –, haben einen hohen GI (siehe Tabelle 10). Das bedeutet, dass der Blutzucker- und der Insulinspiegel schnell ansteigen, was den Grad der Entzündungen erhöht. Nahrung mit hohem GI steigert daher das Risiko unter anderem für Krebs, trägt zur Gefäßverkalkung und zu Herz-Kreislauf-Erkrankungen bei und wird mit der Entwicklung von Diabetes und Demenz in Zusammenhang gebracht.

Tabelle 9

Nahrungsmittel, die langsame Kohlehydrate enthalten – Hitliste für den niedrigen GI
Aprikose (frisch und getrocknet), Apfel
Banane (unreif)
Beeren, zum Beispiel Blaubeeren, Brombeeren, Himbeeren, Johannisbeeren, Preiselbeeren
Birne
Bohnen (zum Beispiel Kidney-, Soja-, Wachsbohnen, Weiße Bohnen)
Brot (Vollkorn- oder Sauerteigbrot)
Erbsen
Erdbeeren

Erdnüsse
Getreideflocken, Naturmüsli, Porridge
Grapefruit
Joghurt (natur)
Kirschen
Linsen
Nüsse, Mandeln
Orange
Pfirsich, Pflaume
Reis (Naturreis, Vollkornreis)
Schokolade (dunkel, mindestens 70 % Kakaogehalt)
Vollkornnudeln
Weintrauben
Zitrone
Zwiebel

Verrennen Sie sich aber nicht vollkommen in den GI-Wert einzelner Lebensmittel. Zum einen können in verschiedenen Listen die Angaben zu einem bestimmten Lebensmittel auseinanderdriften, zum anderen ist immer der GI der gesamten Mahlzeit ausschlaggebend.

Tabelle 10

Nahrungsmittel und Getränke, die schnelle Kohlehydrate enthalten – Liste der Lebensmittel mit hohem GI
Banane (reif)
Brot, zum Beispiel Baguette, Croissant, glutenfreies Brot, Burgerbrötchen, Feinknäckebrot, Pita, Toastbrot, Weißbrot
Bonbons
Cornflakes aller Art
Couscous
Energydrink, Sportdrink
Honig
Kartoffelpüree, Ofenkartoffeln, Pommes
Kuchen, Kekse
Lakritz
Limonade, Cola
Marmelade
Reis (parboiled)
Saft
Salzstangen
Sirup
Sorbet
Waffeln
Wassereis
Zucker

4. Ballaststoffe und Probiotika

Ballaststoffe

Unter Ballaststoffen versteht man Kohlehydrate, die im Dünndarm nicht verdaut werden können, sondern den Dickdarm in mehr oder weniger unveränderter Form erreichen. Bestimmte Ballaststoffe wirken anregend auf die Darmbewegungen und machen die Verdauung dadurch effektiver. Andere Ballaststoffe tragen zu einem stabileren Blutzuckerspiegel und niedrigeren Blutfettwerten bei.

Wir haben zahllose nützliche Bakterien in unserem Darm. Sie nehmen wichtige Stoffe aus der Nahrung auf und führen sie dem Körper zu, damit es ihm richtig gutgeht. Durch den Verzehr bakterienfreundlicher Kost, die reich an Ballaststoffen ist (siehe Tabelle II), wird die optimale Zusammenarbeit unserer lieben Bakterien mit dem Immunsystem garantiert.

Die meisten Bewohner der westlichen Industriestaaten nehmen nicht mal die Hälfte der empfohlenen Ballaststoffmenge auf (zum Beispiel drei Scheiben grobes Vollkornbrot pro Tag). Doch sobald wir die Menge der Ballaststoffe erhöhen, tun wir etwas für unsere Gesundheit.

Interessante Forschungsergebnisse:
In einer US-amerikanischen Studie wurden 75.000 Frauen über zehn Jahre hinweg beobachtet. Wie sich zeigte, konnte durch ballaststoffreiche Vollkornprodukte das Risiko von Herz-Kreislauf-Erkrankungen deutlich gesenkt werden.

Eine erhöhte Aufnahme von Ballaststoffen kann auch das Risiko für Diabetes, Dick- und Enddarmkrebs und Brustkrebs vermindern und damit lebensverlängernd wirken.

Tabelle 11

Hitliste ballaststoffreicher Lebensmittel

VOLLKORNPRODUKTE

Bulgur	Hirse	Naturmüsli	Quinoa
Vollkornbrot	Vollkornflocken	Vollkornnudeln	Vollkornreis
Weizenkeime			

OBST, GEMÜSE, SAMEN

Bananen (unreif)	Bohnen	Erbsen	Karotten
Kichererbsen	Knoblauch	Kohl aller Art	Lauch
Leinsamen	Linsen	Spargel	Zwiebeln

Viele ballaststoffhaltige Lebensmittel kann man in größeren Mengen verzehren, während man andere in Maßen genießen sollte. Das Problem ist, dass sich Gase bilden können, was zu Blähbauch und Schmerzen führt. Hier gibt es große individuelle Unterschiede, das muss man selbst vorsichtig ausprobieren.

Probiotika
Auch die tägliche Aufnahme von Probiotika, also nützlichen Bakterien (Lakto- und Bifidobakterien), ist der Darmflora zuträglich. Schädliche Bakterien können Giftstoffe (Endotoxine) absondern, die Entzündungen auslösen, wenn sie in den Körper gelangen. Ballaststoffe und Probiotika schützen dagegen, hemmen die Entwicklung chronischer Krankheiten und verlängern unser Leben.

Probiotika stecken in gesäuerten Lebensmitteln wie Sauerkraut, Kefir und Joghurt, aber auch beispielsweise in Zwiebeln und Tomaten.

Weitere Ernährungsempfehlungen

Fleisch ist eine wichtige Proteinquelle – aber essen Sie das Richtige
Fleisch liefert uns Protein und viele Nährstoffe und ist auch nicht zuletzt ein wichtiger Eisenlieferant. Die Forschung hat jedoch gezeigt, dass rotes Fleisch

(unter anderem Rind-, Schweine-, Lammfleisch) das Risiko für Dickdarm- und Enddarmkrebs erhöht. Das gilt noch viel mehr für Wurstwaren. Man weiß nicht, was in rotem Fleisch und Wurstwaren letztlich für das erhöhte Darmkrebsrisiko verantwortlich ist. Es könnten verschiedene Faktoren sein, die zusammenwirken. Unter anderem sind Fett, Nitrit, Nitrosamine, Salz und Viren in der Diskussion sowie die Form von Eisen, die in Fleisch vorkommt.

Eine gute Wahl sind
- Hühnchen, Pute oder anderes Geflügel
- Wild
- Rindfleisch von Tieren aus Weidehaltung

Beschränken Sie den Verzehr
Heute empfiehlt man, den Verzehr von rotem Fleisch auf drei normal große Portionen pro Woche zu beschränken. Man sollte auch den Verzehr von Wurstwaren einschränken. Unter Wurstwaren versteht man Fleisch, das mit Nitrit behandelt, geräuchert oder anderweitig konserviert wurde. Beispiele sind Speck, Salami, Räucherschinken, Leberpastete und Blutwurst.

Gesundheitsbehörden empfehlen, nicht mehr als 500 Gramm rotes Fleisch und Wurstwaren pro Woche zu verzehren. Und Wurst sollte nur einen kleinen Teil dieser Menge ausmachen.

Meiden Sie industrielle Transfette

Die Wissenschaftler sind sich einig, dass industriell hergestellte, gehärtete und teilweise gehärtete Fette, die sogenannten Transfette, die Gesundheit gefährden. Sie verändern die Blutfettwerte auf ungünstigste Weise und stellen einen großen Risikofaktor für Herz-Kreislauf-Erkrankungen und Krebs dar.

Transfette haben einen großen praktischen Vorteil: Sie werden nicht ranzig, und das ist der Grund, warum sie in so vielen Lebensmitteln verarbeitet sind, die Wochen und Monate im Supermarktregal liegen. Hinter der Verwendung dieser gefährlichen Transfette stecken also kommerzielle Motive.

Passen Sie auf bei gekauften Lebensmitteln wie Kuchen, Keksen, Mayonnaise, Eis, Pizza, Chips und Frittiertem (zum Beispiel Pommes).

Es ist wichtig, die Liste der Zutaten zu lesen, um Transfetten aus dem Weg gehen zu können. Meiden Sie alle Produkte, bei denen die Fette als »gehärtet« oder »teilweise gehärtet« bezeichnet werden. Gehärtetes Fett kann sich manchmal auch hinter der Bezeichnung »Pflanzenfett« verbergen. Auf Nummer sicher kann man gehen, indem man gleich nur solche Produkte kauft, bei denen auf der Verpackung die Art der verarbeiteten Fette genau genannt wird oder ausdrücklich vermerkt ist, dass das Produkt keine gehärteten Fette enthält. Vorsicht ist angesagt bei importierten Keksen und Kuchen, die relativ hohe Mengen an Transfetten enthalten können.

Interessante Forschungsergebnisse:
In Dänemark wurde die Verwendung industriell hergestellter Transfette gesetzlich stark eingeschränkt. Direkt im Anschluss stellte man einen deutlichen Rückgang der Todesfälle bei Herz-Kreislauf-Erkrankungen fest, wie er in anderen Ländern in derselben Zeitspanne nicht zu beobachten war.

Natürliche Transfette
In der Natur kommen Transfette unter anderem in Nüssen vor, in Milchprodukten und in Rind- und Lammfleisch. Es stellt sich die Frage, ob natürliche Transfette genauso gefährlich sind wie die industriell hergestellten – die Gesundheitsbehörden glauben das, doch es gibt viele Wissenschaftler, die diese Ansicht nicht teilen.

Gesättigte Fettsäuren – gut oder schlecht?
Gesättigte Fettsäuren kommen unter anderem in Schokolade, Gebäck, Eis, Vollmilch, Sauerrahm, Butter und Speisefett auf Butterbasis, Palmöl, Kokosfett, Käse, Fleisch und Wurstwaren vor.

Lange war man der Meinung, dass der Verzehr von gesättigten Fettsäuren schädlich sei. Doch wenn man zu einem verminderten Verzehr von gesättigten Fetten rät, besteht das Risiko, dass wir sie durch schnelle Kohlehydrate ersetzen. Und das führt zu hohem Insulinspiegel und konstant erhöhtem Blutzucker, wodurch ausgedehnte Entzündungen in unserem Körper verursacht und die Alterungsprozesse beschleunigt werden. Wir müssen vielmehr den Verzehr der gesunden Fette erhöhen, damit wir uns wohlfühlen und satt werden.

In den letzten Jahren hat man in Studien festgestellt, dass gesättigte Fette vielleicht doch nicht so schädlich sind, wie man früher dachte. Manche Wissenschaftler sind beispielsweise der Meinung, dass Butter der Margarine vorzuziehen ist.

Auch bei Milch und Milchprodukten gehen die Empfehlungen der Forscher auseinander. Viele Studien deuten jedoch darauf hin, dass man gesäuerten Produkten wie Joghurt und Kefir den Vorzug vor Milch geben sollte.

Zusammenfassung der Ernährungsempfehlungen

Essen Sie ausreichend gesunde Nahrungsmittel, dann vertragen Sie auch den Rest.

Dieser Tipp stammt von Peter Nilsson, Professor für klinische kardiovaskuläre Forschung an der Universität Lund. Damit ist gemeint, dass man durch Verzehr von Gemüse bei jeder Mahlzeit genug Antioxidantien aufnimmt, um sich gegen die freien Radikale zu schützen, die von der restlichen Nahrung stammen. Das heißt, wenn man mit der Wahl seiner Ernährung mal ein bisschen schlampig ist, kann man die Risiken dennoch mindern, indem man gleichzeitig immer auch gesunde Lebensmittel zu sich nimmt.

Dasselbe gilt, wenn man Nahrungsmittel mit einem hohen GI verzehrt. Die schädlichen Effekte werden gemindert, wenn man gleichzeitig Nahrungsmittel mit niedrigem GI zu sich nimmt. Dadurch sinkt der Gesamt-GI der Mahlzeit. Wenn Zucker mit anderen Nahrungsmitteln kombiniert wird – insbesondere mit Gemüse oder gesunden Fetten –, wird die Aufnahme von Zucker in den Körper verzögert, die Blutzucker- und Insulinspitzen werden ausgeglichen und der Grad der Entzündungen im Körper nimmt ab.

Tipp 6

Trinken Sie das Richtige

Nicht nur die Nahrungsmittel spielen eine Rolle, wenn man eine gute Gesundheit und ein verlängertes Leben anstrebt. Auch Getränke können zur Förderung der Gesundheit beitragen. Wasser ist selbstverständlich das lebensspendende Getränk Nummer eins. Wir können mehrere Tage ohne Nahrung überleben, aber ohne Wasser oder eine andere Flüssigkeit schaffen wir nur wenige Tage, bevor es zu Komplikationen kommt.

Indem wir ausreichend Flüssigkeit zu uns nehmen, sorgen wir für ein gesundes Milieu in unserem ganzen Körper. Wenn wir täglich zu wenig Flüssigkeit aufnehmen, führt das dazu, dass der Körper konstant in ausgetrocknetem Zustand funktionieren muss. Das kann der Grund für viele Symptome und Krankheiten sein. Indem wir täglich die empfohlene Flüssigkeitsmenge von 1,5 Litern aufnehmen, können wir uns einen besseren allgemeinen Gesundheitszustand bewahren.

Ansonsten müssen wir beim Thema Getränke vor allem über Kaffee, Tee und Alkohol sprechen.

Kaffee

Rekordkonsumenten von Kaffee sind die Finnen und die Schweden – und das ist gar nicht mal so dumm. Kaffee enthält sowohl Koffein als auch Antioxidantien. Mehrere Studien haben gezeigt, dass Kaffee eine gesundheitsfördernde Wirkung hat: Koffein wirkt als Muntermacher, und Antioxidantien stärken die Immunabwehr und hemmen Entzündungen.

Eine Tasse Kaffee enthält 100 bis 150 Milligramm Koffein; die Wirkung einer Tasse Kaffee kann mehrere Stunden anhalten. Das erklärt, warum manche Leute unter Einschlafschwierigkeiten leiden, wenn sie am späteren Nachmittag noch Kaffee getrunken haben.

Es gibt viel wissenschaftliche Unterstützung für die Behauptung, dass Kaffee – in Maßen genossen, also nicht mehr als drei bis vier Tassen pro Tag – eine gesundheitsfördernde Wirkung hat. Man kann den Konsum also durchaus empfehlen, vorausgesetzt, man mag Kaffee und er bereitet einem keine Magenprobleme und hat auch keine anderen Nebenwirkungen. Passen Sie jedoch bei »Kaffeegetränken« auf, die große Mengen an Zucker und gesättigten Fetten enthalten (Sahne, Milch). Und oft geht Kaffeetrinken eben auch mit dem ungesunden Verzehr von Kuchen und Gebäck einher.

Da die Forschung nachgewiesen hat, dass auch koffeinfreier Kaffee eine gesundheitsfördernde Wirkung hat, ist nicht ganz klar, welche Stoffe im Kaffee sich so positiv auf die Gesundheit auswirken. Wahrscheinlich sind jedoch zum Großteil Antioxidantien für den positiven Effekt verantwortlich.

Interessante Forschungsergebnisse:
Verringertes Diabetesrisiko
In einer großen amerikanischen Studie mit 125.000 Teilnehmern, die über 20 Jahre hinweg beobachtet wurden, stellte man fest, dass ein um eine Tasse pro Tag erhöhter Kaffeekonsum das Diabetesrisiko senkte – ganz egal, wie viel Kaffee derjenige vorher immer getrunken hatte.

In einer noch größeren Studie mit etwa 450.000 Teilnehmern stellte man fest, dass Leute, die drei bis vier Tassen Kaffee pro Tag tranken, ein 25 Prozent niedrigeres Diabetesrisiko hatten als Leute, die maximal zwei Tassen pro Tag (oder auch gar keinen Kaffee) tranken.

Verringertes Schlaganfallrisiko
In einer Studie, bei der 80.000 Frauen über gut 20 Jahre hinweg beobachtet wurden, fand man heraus, dass Frauen, die täglich zwei bis drei Tassen Kaffee tranken, ein fast 20 Prozent geringeres Schlaganfallrisiko hatten als Frauen, die nur selten Kaffee tranken. Interessanterweise senkte auch koffeinfreier Kaffee das Schlaganfallrisiko, wenn auch nicht so deutlich wie Kaffee mit Koffein.

Verringertes Risiko einer Alzheimer-Erkrankung
Bei einer schwedisch-finnischen Studie stellte sich heraus, dass bei Personen mittleren Alters, die drei bis fünf Tassen Kaffee pro Tag tranken, das Risiko einer Alzheimer-Erkrankung um etwa 60 Prozent gemindert wurde, verglichen mit Personen, die nur bis zu zwei Tassen am Tag tranken. Die wahrscheinlichste Erklärung bestand nach Meinung der Forschergruppe darin, dass der hohe Gehalt an Antioxidantien im Kaffee eine schützende Wirkung aufs Gehirn hatte.

Verringertes Risiko einer Parkinson-Erkrankung
Wie sich in Studien herausgestellt hat, kann auch das Risiko einer Parkinson-Erkrankung gesenkt werden. Wer über 20 Jahre hinweg täglich drei Tassen Kaffee trank, hatte ein um die Hälfte geringeres Risiko, an Parkinson zu erkranken als ein Nicht-Kaffeetrinker.

Verringertes Risiko einer erneuten Krebserkrankung

Eine Studie in Lund zeigte, dass Frauen, die mehr als zwei Tassen Kaffee am Tag tranken, ein geringeres Risiko hatten, nach einer Brustkrebserkrankung neu zu erkranken. In einer anderen Studie stellte man fest, dass Kaffeetrinken auch die Neuerkrankungen von Dickdarmkrebspatienten verringerte.

Tee

Tee enthält – ebenso wie Kaffee – Koffein und hat eine allgemein belebende Wirkung. Die Koffeinmenge liegt bei 40 bis 50 Milligramm pro Tasse, ungefähr halb so viel wie bei Kaffee. Das gilt für schwarzen, grünen und weißen Tee. Rooibos-Tee (roter Tee) und Kräutertees hingegen enthalten kein Koffein.

Tee (schwarzer, grüner und weißer) enthält auch jede Menge Antioxidantien, die Entzündungen bekämpfen und dem Immunsystem helfen. Denn man hat bei Tee ebenfalls festgestellt, dass er das Risiko verringert, einen Schlaganfall, eine Herz-Kreislauf-Erkrankung oder Diabetes zu bekommen. Die Menge der Antioxidantien in einer Tasse Tee entspricht ungefähr der Menge in zwei Äpfeln oder sieben Gläsern Orangensaft. Kräutertee hingegen enthält keine größeren Mengen an Antioxidantien. Yerba-Tee enthält sehr viele Antioxidantien, aber weniger Koffein. Er scheint eine besonders positive Wirkung auf die Gesundheit zu haben.

Alkohol

Alkohol ist umstritten, weil er dem Menschen sowohl helfen als auch ihn ins Verderben stürzen kann. Regelmäßiger Alkoholkonsum in kleinen Mengen scheint der Gesundheit jedoch zuträglich zu sein und das Risiko für eine Reihe von Krankheiten zu verringern. Zu viel Alkohol kann hingegen zu einer ganzen Reihe von Krankheiten und frühzeitigem Tod führen. Ungefähr zehn Prozent der Bevölkerung trinken 50 Prozent des konsumierten Alkohols – und in dieser Gruppe findet man die großen Alkoholprobleme.

Wo liegt also das richtige Maß? Erstens beginnt der positive Effekt des Alkoholgenusses erst, wenn man das Alter erreicht, in dem das Risiko von Herz-Kreislauf-Erkrankungen steigt, also im mittleren Lebensalter. Für jüngere Leute hat Alkohol gar keinen positiven Gesundheitseffekt.

Zweitens gibt es nur einen positiven Effekt, wenn ein Mensch beim Trinken maßhalten kann. Deswegen ist es jedem selbst überlassen, zu entscheiden, ob Alkohol zu seiner Lebensführung gehören sollte. Trinken mit dem Ziel des Rauschs macht die gesunde Wirkung des Alkohols völlig zunichte und stellt vielmehr ein Risiko dar. Denn wenn jemand eine Abhängigkeit entwickelt, bleiben große medizinische und soziale Probleme nicht aus.

Wenn ein Mann und eine Frau die gleiche Alkoholmenge zu sich nehmen, hat die Frau meist einen höheren Promillegehalt im Blut als der Mann. Das liegt daran, dass Alkohol in der Flüssigkeit verdünnt wird, die wir im Körper haben. Frauen wiegen im Durchschnitt weniger als Männer und haben auch ein geringeres Volumen an Körperflüssigkeit. Außerdem wird Alkohol in der Leber vom gleichen System abgebaut, das das weibliche Sexualhormon Östrogen abbaut, weswegen der Abbau des Alkohols bei Frauen einfach langsamer vonstattengeht. Diese verschiedenen Faktoren wirken zusammen, weswegen es für Alkoholkonsum beziehungsweise riskanten Konsum unterschiedliche Grenzen für Männer und Frauen gibt.

Der Alkoholkonsum ist als riskant zu werten, sobald er folgende Mengen übersteigt:
Bei Männern: 14 Gläser Wein pro Woche
Bei Frauen: 9 Gläser Wein pro Woche

Bei gelegentlichem Alkoholkonsum besteht ein Risiko, wenn folgende Mengen überstiegen werden:
Bei Männern: 4 Gläser Wein
Bei Frauen: 3 Gläser Wein

Kann Rotwein der Gesundheit zugutekommen?

Rotwein enthält viele Polyphenole, unter anderem das Super-Antioxidans Resveratrol. Es wird in der Schale und in den Kernen von Weintrauben gebildet, die beim Gärungsprozess für die Herstellung von Wein noch enthalten sind. Weißwein, bei dem die Traubenschale beim Keltern entfernt wird, enthält deswegen nicht so viele Polyphenole. Resveratrol hat eine positive Wirkung auf die Gene, die dafür bekannt sind, gesunde Zellen vor dem Altern zu schützen, und es kann auch die Entwicklung von Krebs bremsen. Wein enthält zudem noch andere Arten von Antioxidantien, die eine entzündungshemmende Wirkung haben und somit die Immunabwehr unterstützen. Sogar alkoholfreier Wein enthält noch Antioxidantien. Pinot Noir soll den höchsten Resveratrol-Gehalt aufweisen, aber im Allgemeinen gilt: Je dunkler und trockener der Wein ist, desto mehr Antioxidantien enthält er. In Frankreich sagt man »À votre santé!« – »Auf Ihre Gesundheit!«, wenn man mit Wein anstößt!

Interessante Forschungsergebnisse:
Verringertes Risiko von Herz-Kreislauf-Erkrankungen

In mehreren großen Studien wurde beobachtet, dass regelmäßiger leichter bis mäßiger Alkoholkonsum von mittelalten bis älteren Personen das Risiko, eine Herz-Kreislauf-Erkrankung zu bekommen und zu sterben, deutlich senkt.

In einer anderen Studie wurde festgestellt, dass Diabetiker, die regelmäßig Alkohol in Maßen konsumieren, ein geringeres Risiko haben, eine Herz-Kreislauf-Erkrankung zu erleiden oder zu sterben, als diejenigen Patienten, die gar keinen Alkohol trinken.

Verringertes Diabetes-Risiko

In einer finnischen Studie, die über 20 Jahre hinweg 11.000 Zwillingspaare beobachtete, stellte man fest, dass mäßiger Alkoholkonsum (zum Beispiel ein bis zwei Gläser Wein pro Tag) das Diabetes-Risiko bei Männern um 30, bei Frauen sogar um 40 Prozent senkte.

Verringertes Risiko von rheumatischen Erkrankungen

In einer skandinavischen Studie wurde nachgewiesen, dass bei Menschen, die regelmäßig Alkohol konsumierten, das Risiko einer rheumatischen Erkrankung um 40 bis 50 Prozent niedriger lag als bei solchen, die keinen Alkohol tranken.

Schlussfolgerung

Mäßiges Trinken – am besten Rotwein – wirkt sich ab dem mittleren Lebensalter offenbar positiv auf die Gesundheit aus. Es gibt jedoch auch Berichte, die den gesundheitlichen Nutzen des Alkohols in Frage stellen. Es ist also noch weitere Forschung vonnöten, um diese Frage ganz sicher beantworten zu können.

Täglicher Alkoholkonsum kann trotz allem eine zweifelhafte Empfehlung sein, weil bei manchen Leuten schon ein leichter bis mäßiger Konsum das Risiko einer Suchterkrankung birgt. Das eigene Verhältnis zum Alkohol sollte man deswegen sehr aufmerksam im Auge behalten.

Wer grundsätzlich keinen Alkohol trinkt, sollte nun nicht damit anfangen, um irgendwelche Krankheitsrisiken zu senken. Wenn man sich die dunklen Seiten des Alkohols vor Augen hält, gibt es sicher viele weniger riskante Arten, seiner Gesundheit etwas Gutes zu tun.

Grenzwertiger Konsum und Alkoholmissbrauch sind immer schädlich und tragen ihren Teil zu einer ganzen Reihe von Krankheiten und auch zu vorzeitigem Ableben bei.

Tipp 7

Behalten Sie Ihr Gewicht im Auge

Ein gesundheitliches Phänomen, das viele angeht und das zugleich mit vielen Emotionen aufgeladen ist, ist Übergewicht. Es gibt ein großes Angebot an Diätbüchern und Zeitungsartikeln mit den verschiedensten Diätempfehlungen. Doch trotz aller Informationen zu Ernährung und den Gesundheitsproblemen, die mit Übergewicht einhergehen, kommt Übergewicht in der Bevölkerung immer häufiger vor.

Übergewicht kann auf vielerlei Wegen eine Alterung des Körpers bewirken. So kommt es auf Grund von Übergewicht und Fettsucht vermehrt zu Entzündungen, weil nicht zuletzt die veränderte Bakterienflora im Darm dazu beiträgt, dass mehr Gifte (Endotoxine), die Entzündungen hervorrufen, in den Körper abgegeben werden. Das führt unter anderem zu Bluthochdruck, Diabetes und Herz-Kreislauf-Erkrankungen. Auch Krebs tritt bei Übergewicht häufiger auf.

Modediäten sind keine Lösung
Mittlerweile weiß man, dass es keine ideale Schlankheitskur gibt – mit allen landet man über kurz oder lang wieder beim ursprünglichen Gewicht. Immer wieder ab- und wieder zuzunehmen, stresst den Körper und beschleunigt die Alterungsprozesse.

Abnehmen und sein Idealgewicht zu behalten, ist immer damit verbunden, dass man zu gesunden Essens- und Bewegungsgewohnheiten übergeht, die man dann ein Leben lang beibehält.

Was heißt eigentlich Normalgewicht?

Sie brauchen nicht unbedingt superschlank zu werden, aber wenn Sie Übergewicht vermeiden, können Sie Ihr Leben bereits um einige Jahre verlängern.

BMI
Die häufigste Art, sein Normalgewicht zu berechnen, ist die Bestimmung des BMI (Body Mass Index), der das Verhältnis von Körpergröße und Gewicht berücksichtigt. (Für sehr muskulöse Menschen ist der BMI kein hilfreiches Instrument.)

So berechnen Sie Ihren BMI
Dividieren Sie Ihr Körpergewicht in Kilogramm durch Ihre Körpergröße in Metern im Quadrat.

Beispiel: Eine Person, die 70 Kilogramm wiegt und 1,75 Meter groß ist, hat einen BMI von

$$\frac{70}{1,75 \times 1,75} = 22,8$$

BMI für Erwachsene

Untergewicht	unter 18,5
Normalgewicht	18,5 – 24,9
Übergewicht	25 – 29,9
Fettsucht	30 oder mehr

Viel gefährlicher allerdings, als einfach nur zu viel zu wiegen, ist es, Fett vermehrt am Bauch zu haben – gemeint ist hier das Fett, das sich um die Körpermitte ansetzt.

Interessante Forschungsergebnisse:
Wie sich in der Forschung herausgestellt hat, ist Bauchfett eine andere Art von Fett als das, was sich zum Beispiel an den Oberschenkeln einlagert. Die Fettzellen am Bauch sind aktiv und werden bei Stress in Mitleidenschaft gezogen – dann geben sie nämlich Fettsäuren ins Blut ab, was wiederum Herz, Blutgefäßen, Leber und Bauchspeicheldrüse scha-

den kann. Bauchfett trägt auch dazu bei, dass das Insulin schlechter wirken kann und entzündungsfördernde Substanzen gebildet werden. Das führt zu einem erhöhten Risiko von beispielsweise Herz-Kreislauf-Erkrankungen, Bluthochdruck, Schlaganfall, Diabetes und mehreren Krebsarten.

So messen Sie Ihren Bauchumfang

Die einfachste Methode, sein Gewicht zu kontrollieren, besteht darin, dass man sich ein Maßband um den Bauch legt. Es sollte ungefähr zwei Zentimeter unterhalb des Bauchnabels aufliegen. Achten Sie darauf, dass das Maßband waagrecht liegt und nicht am Rücken nach oben rutscht. Atmen Sie beim Messen leicht aus.

Bauchumfang-Werte für Männer

unter 94 cm	gesund
zwischen 94 und 101 cm	potentielles Gesundheitsrisiko
über 101 cm	eindeutiges Gesundheitsrisiko

Bauchumfang-Werte für Frauen

unter 80 cm	gesund
zwischen 80 und 88	potentielles Gesundheitsrisiko
über 88	eindeutiges Gesundheitsrisiko

Jeder Zentimeter, der oberhalb des gesunden Wertes liegt, ist als eine Steigerung des Krankheitsrisikos zu werten.

Bauchhöhe
Eine neue Art, das gefährliche Bauchfett zu messen (das Fett, das in und zwischen den Organen im Bauchraum eingelagert wird), besteht darin, dass man im Liegen die Höhe des Bauches über der Unterlage misst.

So messen Sie Ihre Bauchhöhe
Legen Sie sich auf einer harten Unterlage auf den Rücken und ziehen Sie die Knie an, so dass Ihr Rücken auf der Unterlage aufliegt.

Legen Sie nun ein Lineal (oder eine Wasserwaage) waagrecht in Nabelhöhe auf den Bauch. Messen Sie dann mit einem anderen Lineal oder Zollstock den Abstand zwischen Unterlage und dem Lineal auf Ihrem Bauch. Halten Sie dabei nicht die Luft an, sondern messen Sie, während Sie leicht ausatmen.

Gesunde Bauchhöhen-Werte

für Männer	unter 22 cm
für Frauen	unter 20 cm

Ein paar allgemeine Tipps

Wichtig ist, dass Sie
- auf eine neue Art essen und gut leben,
- nicht an eine spezielle Diät oder Schlankheitskur denken,
- sondern stattdessen anstreben, gesund, lecker, regelmäßig und maßvoll zu essen – auf die Art kommt die Gewichtsabnahme ganz automatisch.

Stehen Sie nicht pappsatt vom Tisch auf
Heutzutage haben wir die Kontrolle über die Größe unserer Portionen verloren, denn die haben sich in den letzten 20 Jahren verdoppelt. Die Muffins sind beispielsweise dreimal so groß wie früher, selbst die Hamburger haben ihre Größe verdreifacht. Und diese großen Portionen verführen uns dazu, mehr zu essen.

Die beste Strategie im Umgang mit Essen sieht so aus, dass Sie sich nicht pappsatt essen. Fangen Sie damit an, dass Sie sich gar nicht erst so große Portionen auf den Teller laden. Orientieren Sie sich an der 2/3-Regel, das heißt statt drei Kartoffeln nehmen Sie zwei und so weiter. Das ist in dem Moment kein großer Verzicht, aber wenn man hochrechnet, was das zum Beispiel in einem ganzen Monat ausmacht, ist man vielleicht bei 30 bis 40 Kartoffeln weniger. Und das tut Ihrem Gewicht gut! Teilen Sie die Pizza, 2/3 können durchaus reichen für ein solides Sättigungsgefühl. Und teilen Sie auch das riesige Stück Kuchen – das hat so viele Kalorien wie ein ganzes Mittagessen.

Essen Sie langsam – und nehmen Sie sich keinen Nachschlag
Denken Sie nicht nur daran, was Sie essen, sondern auch, wie Sie essen. Wenn Sie das Essen in sich hineinschlingen, können Sie gar kein Sättigungsgefühl spüren. Vielmehr kann es leicht passieren, dass Sie sich noch einen Nachschlag nehmen, weil Sie immer noch Lust auf Essen haben. Folge dieses Verhaltens ist – abgesehen von der Gewichtszunahme – eine überlastete Verdauung, vom Völlegefühl bis zum Blähbauch. Außerdem wird man nach so einer großen Mahlzeit müde.

Wenn Sie stattdessen langsam essen, gut kauen und sich die Zeit nehmen, jeden Bissen zu genießen, werden Sie merken, wann der Magen voll ist und wann Zeit zum Aufhören ist, weil die Sättigungsgefühle in dem Moment ans Gehirn weitergeleitet werden. Das passiert erst nach 10 bis 15 Minuten, aber wenn Sie dieses Sättigungsgefühl abwarten, ist es gleich viel leichter, auf einen Nachschlag zu verzichten.

Suchen Sie sich Ihr Essen gut aus
Gehen Sie nie hungrig einkaufen! Dann besteht das Risiko, dass Sie mit Fertiggerichten nach Hause

kommen, statt etwas zu kaufen, was Sie erst noch zubereiten müssen.

Ersetzen Sie kalorienreiche Nahrungsmittel durch Obst und Gemüse. Gehen Sie über zu Lebensmitteln mit niedrigem glykämischen Index. Das sorgt für ein langanhaltendes Sättigungsgefühl und geringeren Appetit vor der nächsten Mahlzeit – dann essen Sie bei der nächsten Mahlzeit tatsächlich eine kleinere Portion.

Trinken Sie Wasser statt Bier oder Limonade.

Überlegen Sie vorher – zum Beispiel, wenn Sie zum Gebäckstück greifen
Es kann ganz interessant sein, sich mal bewusst zu machen, wie viel Sie sich bewegen müssen – schnell gehen oder joggen –, um bestimmte Lebensmittel oder Getränke zu verbrennen (siehe Tabelle 12).

Beachten Sie jedoch, dass die Zahlen Näherungswerte sind, denn es kommt unter anderem darauf an, wie viel man wiegt oder wie man zum Beispiel die Größe eines Tortenstücks interpretiert.

Tabelle 12

Wie weit Sie in schnellem Tempo gehen beziehungsweise joggen müssen, um das genannte Essen zu verbrennen:	
Nahrungsmittel	Strecke
1 Tasse Kaffee ohne Zucker	0 km
150 ml Leichtbier	0,8 km
1 kleiner Keks	1,0 km
150 ml Wein	1,5 km
10 Chips	2,0 km
15 gesalzene Erdnüsse	2,0 km
10 Pommes frites	4,0 km
1 helles Bier (0,5 l)	4,6 km
1 Plundergebäck	6,0 km
1 Hamburger	8,0 km
1 Stück Kuchen	8,0 km
1 Pizza	10,0 km

Vielleicht sollten Sie das nächste Mal an diese Zahlen denken, bevor Sie zum Kaffee ein Stück Kuchen oder ein Plunderteilchen essen.

Das Gewicht kontrollieren

Wenn Sie Ihren Lebensstil ändern und ein gesünderes Gewicht erreichen möchten, ist es gut, wenn

Sie einen Ausgangswert haben. Die Waage sagt Ihnen ganz klar, was Sache ist und ob eine Korrektur in die eine oder andere Richtung nötig ist. Wenn Sie begonnen haben, Ihr Essverhalten zu ändern und nach ein paar Tagen nachsehen wollen, wiegen Sie sich; Sie bekommen das Resultat sofort – vielleicht haben Sie ein Pfund abgenommen. Das kann Sie motivieren, weitere Veränderungen an Ihrem Lebensstil vorzunehmen – und dann kontrollieren Sie erneut. Auf diese Art lernen Sie schnell, wie Sie essen und leben können, um Ihr Wunschgewicht zu halten.

Wenn Sie gleichzeitig anfangen, sich zu bewegen, bauen Sie Muskeln auf, was Ihr Gewicht zunächst erhöht. In dem Moment ist es besser, wenn man mit dem Maßband kontrolliert, ob sich das Bauchfett vermindert hat und Sie stattdessen mehr Muskeln haben. Falls dem so ist, haben Sie einen großen Schritt auf dem Weg zu einem gesünderen Leben gemacht!

Indem Sie Ihr Gewicht im Auge behalten, können Sie Ihr Leben lang klug, aber lecker essen – und jedes Kilo weniger kann sich in zusätzlichen Lebensjahren niederschlagen.

Ein paar gute Ratschläge
- Kaufen Sie sich eine gute Waage.
- Machen Sie das Wiegen zur Routine.
- Setzen Sie einem gewichtsmäßigen Aufwärtstrend schnell ein Ende.
- Schreiben Sie sich Ihr Gewicht auf.
- Setzen Sie sich ein Zielgewicht.

Kurzzeitiges Fasten

Eine beliebte Variante des kurzzeitigen Fastens ist die 5:2-Diät, was bedeutet, dass man die Kalorienaufnahme zwei Tage lang markant herunterfährt, während man an den übrigen fünf Tagen ganz normal isst.

Eine andere Variante sieht so aus, dass man an einem Tag nach 18 Uhr nichts mehr isst und am nächsten Tag erst nach 12 Uhr etwas zu sich nimmt.

Fasten wirkt sich positiv aufs Gewicht und auf einen eventuellen Diabetes aus, und es senkt sowohl den Blutdruck als auch den Blutzuckerspiegel und die Blutfettwerte. Beim Fasten wird statt Zucker vorhandenes Körperfett verbrannt. Auf diese Art wird das Risiko von Diabetes und Herz-Kreislauf-Krankheiten gesenkt.

Tipp 8

Mundgesundheit ist gleich allgemeine Gesundheit

Entzündungen des Zahnfleischs haben Auswirkungen auf die Gesundheit der Blutgefäße

Dass es eine deutliche Verbindung zwischen Herz-Kreislauf-Krankheiten und hohem Blutdruck, Rauchen, Stress, Diabetes und Fettleibigkeit gibt, ist seit langem bekannt. Es gibt aber auch einen Zusammenhang zwischen schlechter Mundgesundheit und diesen Krankheiten.

Blutendes Zahnfleisch – ein Warnsignal

Heute weiß man, dass Parodontose mit blutendem Zahnfleisch oft zu tiefen Zahnfleischtaschen und langfristig zu Zahnverlust führt. Auch eine ausgedehnte Karies kann Entzündungen in und um die Zähne verursachen. Wenn man diese Zahnkrankheiten ohne Gegenmaßnahmen fortschreiten lässt, entsteht eine dauerhafte Entzündung des Zahnfleischs, die dazu führen kann, dass ständig Bakterien in die Blutbahn geraten. Diese Entzündung betrifft dann nicht mehr nur den Mund, sondern den ganzen Körper. Die Entzündung, die Wochen, Monate und Jahre dauern kann, schadet unter anderem den Blutgefäßen, was ein erhöhtes Risiko von Herzinfarkt und Schlaganfall bedeuten kann.

Interessante Forschungsergebnisse:
In einer Studie wurde nachgewiesen, dass die Sterblichkeitsrate bei Menschen mit Zahnfleischentzündung und Parodontose 20 bis 50 Prozent höher lag als bei Menschen, die diese Krankheiten nicht hatten. Grund war, dass sie viel öfter von Herz-Kreislauf-Erkrankungen und Schlaganfall betroffen waren.

Wer keine Zahnfleischentzündung hat, verlängert sein Leben geschätzt um sechs Jahre.

Wie kann man Parodontose und Karies vorbeugen?
Gehen Sie regelmäßig zur Untersuchung beim Zahnarzt. Dann können Sie Zahnkrankheiten oft schon durch wenige Gegenmaßnahmen in einem frühen Stadium aufhalten. Bei der Untersuchung wird man auch individuell beraten und bekommt Ratschläge zu Mundhygiene und Ernährung.

Denken Sie an die Zweierregel: Bürsten Sie die Zähne zweimal täglich mindestens zwei Minuten mit zwei Zentimetern Fluorzahnpasta.

Die Reinigung der Zahnzwischenräume ist mindestens genauso wichtig wie das Zähneputzen selbst und sollte ebenfalls täglich durchgeführt werden. Je nachdem, wie eng Ihre Zähne zusammenstehen, können Sie heutzutage auf eine große Auswahl von Zahnseide und Zahnzwischenraumbürsten zurückgreifen. Das ist vielleicht sogar das Wichtigste bei der Vorbeugung von Parodontose und Karies, aber man vergisst es eben nur zu leicht.

Vermeiden Sie allzu häufige Zwischenmahlzeiten, Süßigkeiten und Ähnliches, denn jedes Mal, wenn Sie essen, bauen Bakterien in der Mundhöhle Zucker zu Säure um, die Ihnen dann Löcher in den Zahnschmelz frisst. Nach jedem Zuckerverzehr – egal ob groß oder klein – hat man eine Säurezeit von 30 Minuten. Wenn man nur sechsmal am Tag ein Bonbon isst, bedeutet das, dass die Zähne insgesamt drei Stunden lang kräftigem Säurefraß ausgesetzt sind! Das kann Karies und im Laufe der Zeit auch entzündetes Zahnfleisch hervorrufen.

Bei vielen Medikamenten findet sich unter den Nebenwirkungen auch Mundtrockenheit, welche die Widerstandskraft gegen Zahnkrankheiten ebenfalls herabsetzen kann.

In einer Anzeige für Zahnseide stand folgende kluge Frage mit entsprechend kluger Antwort:

Frage: Zwischen welchen Zähnen muss ich Zahnseide verwenden?
Antwort: Zwischen den Zähnen, die Sie behalten wollen!

Wenn Sie abends vor dem Spiegel stehen, um sich die Zahnzwischenräume zu reinigen, und an diese Sätze denken, haben Sie vielleicht etwas mehr Motivation, keinen Zwischenraum zu überspringen! Stattdessen können Sie sich freuen, dass Sie sich gegen Entzündungen im Körper schützen, indem Sie Ihr Zahnfleisch gesund halten.

Tipp 9

Bleiben Sie optimistisch

Ob man das Glas als halb voll oder halb leer tituliert, verrät, wie man das Leben sieht – optimistisch oder pessimistisch. Der Optimist denkt das Positive: »Super, dass die Hälfte noch da ist!«, während der Pessimist sich auf die Mängel und das Negative konzentriert: »Bald ist es alle.« Die Lebenseinstellung ist von großer Wichtigkeit für die Gesundheit. Wer optimistisch ist, lebt länger und hat außerdem ein besseres Gedächtnis, ist neugieriger, tut sich leichter, neue Freunde zu finden, hat mehr Erfolg im Beruf und ein fröhlicheres Leben. Hoffnung und Optimismus zu fühlen, ist ein wichtiges Puzzleteilchen im Gesamtbild von Gesundheit und Wohlbefinden. Wir kommen auf die Welt mit dem Willen, nicht nur zu überleben, sondern auch zu leben.

Warum leben Optimisten länger?
Der Optimist ist lösungsorientiert, während der Pessimist problemorientiert ist. Sowie der Optimist auf

Probleme oder Widerstände stößt, steckt er seine Energie in ein »Wie kann ich das lösen?« und sieht das Gelingen schon vor seinem inneren Auge. Dadurch entstehen gar nicht erst Gefühle wie Stress, Frust und Ohnmacht, und damit kommt es auch nicht zu erhöhtem Blutzuckerspiegel, vermehrten Entzündungen und einer Schwächung des Immunsystems. Vielmehr wird die Entwicklung von Krebs und Herz-Kreislauf-Erkrankungen aufgehalten. Der Pessimist hingegen steckt seine Energie ins Sorgenmachen und ist gestresst, was zu vermehrten Entzündungen und zu früherem Tod führt.

Interessante Forschungsergebnisse:
In einer Studie untersuchte man zum einen den Zustand von Herz und Gefäßen von 5.000 Teilnehmern, zum anderen aber auch ihren Grad an Optimismus. Die Ergebnisse zeigten, dass bei Personen mit positiver Lebenseinstellung ein gesundes Herz doppelt so wahrscheinlich war wie bei solchen mit negativer Sichtweise. Die Optimisten hatten auch die besseren Blutzucker- und Blutfettwerte.

In einer anderen Studie beobachtete man gut 120 Männer nach ihrem ersten Herzinfarkt. Acht Jahre später waren 21 von den 23 pessimistischsten Männern gestorben, aber nur 6 von den 25 optimistischsten!

Optimisten leben länger als Pessimisten – Studien haben gezeigt, dass der Unterschied in der Lebenserwartung bis zu sieben Jahre ausmachen kann.

Was Optimisten und Pessimisten charakterisiert

Der Optimist sieht grundsätzlich bei jedem Problem eine Lösung. Der Pessimist sieht ein Problem in allen Lösungen.

Der Optimist sagt: »Ich kann, wenn ich will.«

Der Pessimist sagt: »Ich schaffe das nicht, da kann ich genauso gut gleich aufgeben.«

Der Optimist sagt: »Das ist zwar schwierig, aber machbar.«

Der Pessimist sagt: »Das ist vielleicht machbar, aber viel zu schwierig.«

Der Optimist sagt: »Das Wetter ist so schön. Und wie die Sonne strahlt.«

Der Pessimist sagt: »Ja ... heute.«

Der Optimist schafft bessere Zeiten.

Der Pessimist wartet auf bessere Zeiten.

Kann man Optimist werden und wenn ja, wie?

Schaffen Sie sich eine Motivation

Wenn Sie eher pessimistisch veranlagt sind, kann es eine gute Strategie sein, diese Lebenseinstellung zu ändern, denn damit verbessern Sie Ihre Gesundheit. Man wird nicht pessimistisch geboren, man wird es im Laufe des Lebens. Wir können lernen, unglücklich zu sein. Mancher übt das jeden Tag!

Aber wir können auch Optimismus und Hoffnung lernen. Es ist jedoch nicht leicht, wenn man sich erst mal in gewissen Denk- und Handlungsmustern festgefahren hat. Um diese Muster zu durchbrechen, muss man sich in erster Linie motivieren, eine Veränderung zu versuchen. Zu diesem Zweck kann man sich einfach mal die Vorteile vor Augen halten – dass man vielleicht sieben Jahre länger lebt (und gesünder bleibt), mehr Freunde gewinnt und mehr Spaß hat als früher – das klingt doch alles sehr erstrebenswert!

Fangen Sie mit der Einsicht an

Beobachten Sie sich selbst und Ihre Reaktionen, achten Sie darauf, wann der Pessimismus einsetzt. Hören Sie sich selbst zu, wie Sie vom Elend in Ihrem Leben und Ihrer Umwelt reden, über alles, worüber Sie wütend, traurig und enttäuscht waren. Kommen

Sie zu der Einsicht, wie viel Energie Sie eigentlich in das stecken, was nicht gut ist oder nicht gutgehen wird.

Schaffen Sie sich positive Vorbilder
Versuchen Sie jetzt, das Ganze aus einem anderen Blickwinkel zu sehen und auf eine neue Art zu denken und zu handeln. Verwenden Sie Ihre Energie darauf, sich positive Bilder zu schaffen von den Dingen, für die Sie dankbar sein können, über die Sie sich freuen oder die Sie genießen können. Die Optimismusreise beginnt in Ihrem Inneren.

Denken Sie positiv – auf die richtige Art
Es liegt eine große Kraft darin, positiv denken zu können. Sehen Sie das Positive und füttern Sie das Gehirn mit positiven Botschaften. Aber das bedeutet nicht, dass Sie zum Träumer werden sollen, der haufenweise unrealistische Ziele hat. Ein optimistischer, realistischer Mensch, der die Macht der Gedanken richtig einsetzt, ist fest in der Wirklichkeit verankert. Er sieht die Schwierigkeiten und Probleme, lässt sich aber selten von ihnen schachmatt setzen. Der Optimist versucht nicht, die negativen Aspekte zu leugnen – aber er lässt sich von ihnen auch nicht aufhalten, sondern sieht die Probleme als Chancen. Der Optimist hofft aufs Beste, ist aber vorbereitet aufs Schlimmste.

Drücken Sie Dankbarkeit und Freude aus

Sehen Sie das Sinnvolle in Ihrem Leben und richten Sie Ihre Aufmerksamkeit auf das, was in Ihrer Umgebung schön und gut ist. Versuchen Sie, jeden Tag drei oder mehr Dinge zu finden, für die Sie dankbar sind. Verleihen Sie Ihrer Dankbarkeit und Freude über große, aber auch nicht zuletzt über kleine Dinge Ausdruck. In solchen Momenten offenbart sich das »Alltagsglück«. Der Optimist sieht es und zieht daraus positive Gefühle.

Umgeben Sie sich mit positiven Menschen

Es heißt, dass man so wird wie die Menschen, mit denen man Umgang hat. Meiden Sie Pessimisten, die Ihnen Ihre Energie rauben. Halten Sie sich lieber in der Nähe von Optimisten auf. Die verbreiten Energie, das wirkt ansteckend. Dann geben Sie Ihren Lieben von Ihrer positiven Energie ab. Das schafft Lebenslust und Gesundheit für Sie und auch für Ihre Umgebung.

Lächeln und lachen Sie

Humor und Lachen verringern die Stresshormone, senken den Blutdruck und heben die Stimmung. Wenn man lacht, steigt der Endorphinspiegel, was ein Gefühl von Behagen auslöst. Das Gefühl von Stress schwindet, die Immunabwehr wird gestärkt und funktioniert besser. Wer lacht, lebt wirklich länger. Benehmen Sie sich wie ein fröhlicher Mensch, gehen Sie schwungvoll und mit einem Lächeln auf den Lippen durchs Leben, dann muntern Sie sich selbst auf.

Seien Sie körperlich aktiv

Körperliche Aktivität aller Art verbrennt Stresshormone und setzt das Wohlfühlhormon Dopamin frei. Das schafft ein Wohlbefinden, das es wiederum leichter macht, auf positive Gedanken zu kommen.

Seien Sie großzügig zu anderen

Der Mensch ist im Grunde ein gebendes Wesen, und Geben macht uns froher als Nehmen. Geben Sie deswegen etwas von Ihrer Energie und Zeit ab. Wenn Sie jemandem helfen, der es braucht, wenn Sie für Ihre Freunde da sind, ist auch das eine wichtige Quelle für positive Gefühle. Freuen Sie sich über die Erfolge anderer ebenso wie über Ihre eigenen.

Tipp 10

Wir brauchen einander

Der Mensch ist ein Herdentier, wir brauchen einander. Wir haben schon immer ein grundsätzliches Bedürfnis nach sozialen Beziehungen und mitmenschlicher Unterstützung – das brauchen wir, um zu überleben und unsere Gesundheit zu bewahren. Wahrscheinlich war das soziale Zusammenleben eine der wichtigsten Strategien für das Überleben des Menschengeschlechts.

Es ist wichtig, dass man gute familiäre Beziehungen hat, Arbeitskollegen und/oder einen stabilen Freundeskreis. Aber nicht die Anzahl der Freunde und Begegnungen ist wichtig, sondern ihre Qualität. Gute Beziehungen zu wenigen Personen sind besser als viele Beziehungen schlechterer Qualität.

Man kann sich einsam fühlen, auch wenn man von Menschen umgeben ist – sei es, dass man zu zweit ist oder sich in einer ganzen Gruppe befindet. Jeder ist ab und zu mal einsam, das ist ganz normal. Selbstgewählte Einsamkeit ist nicht mit Gesundheitsrisiken verbunden. Die unfreiwillige Einsamkeit jedoch sehr wohl.

Meiden Sie Energieräuber
Gute Beziehungen schaffen positive Energie, die sowohl die Gesundheit fördert, als auch Wohlbefinden auslöst. Aber es kann auch umgekehrt gehen: dass einem bestimmte Personen, mit denen man Umgang pflegt, die Energie rauben. Nachdem man sich mit solchen Menschen getroffen hat, fühlt man sich müde, leer, und es kann nur zu leicht passieren, dass man sich hinterher auch irgendwie mutlos fühlt. Suchen Sie sich die richtigen Freunde aus und pflegen Sie eine gesunde Gemeinschaft.

Was hat man davon, wenn man sich mit Freunden trifft?
Kontakt mit Freunden zu haben und sich respektiert und gemocht zu fühlen für das, was man ist – aber auch dasselbe zurückgeben zu können –, hat eine stärkende Wirkung. Je mehr wir mit anderen teilen, desto gesünder werden unsere Beziehungen und wir.

Der gute Umgang hat einen positiven Effekt, weil das Wohlfühlhormon ausgeschüttet wird und die Stresshormone – und damit auch die Entzündungen – sich verringern. Dadurch wird unsere Immunabwehr gestärkt, und wir bekommen ein längeres Leben geschenkt, das obendrein auch noch mehr Spaß macht.

Einer positiven, sozialen Gemeinschaft anzugehören, macht den Menschen auf jeden Fall stärker. Wer in positiven Verhältnissen lebt, das heißt gute und nahe Angehörige, Freunde oder ein geliebtes Haustier hat, erholt sich schneller von Krankheiten und lebt länger.

Interessante Forschungsergebnisse:
In diversen Studien wurde nachgewiesen, dass die Sterblichkeit bei einsamen Menschen höher ist. So haben zum Beispiel alleinlebende Menschen ein höheres Risiko, an einem Schlaganfall zu sterben, als solche, die mit jemandem zusammenwohnen.

In einer großen Studie mit 180.000 Teilnehmern konnte man beobachten, dass das Risiko eines Herzinfarkts um fast 30 Prozent stieg, wenn sich jemand einsam fühlte oder wenig soziale Kontakte hatte.

In einer amerikanischen Studie konnte man nachweisen, dass das Risiko einer Alzheimer-Erkrankung mehr als doppelt so groß war bei Personen, die sich einsam fühlten, als bei geselligen.

Unfreiwillige Einsamkeit
Wenn die sozialen Beziehungen über einen längeren Zeitraum unzureichend sind, nimmt die Verletzlichkeit eines Menschen zu. Unfreiwillige und damit gefährliche Einsamkeit bedeutet, dass man niemanden hat, mit dem man seine Gefühle teilen oder nahen Kontakt haben kann. Einsamkeit kann mehr Leid bedeuten als körperlicher Schmerz.

Manchmal trägt die Umgebung dazu bei, dass die Einsamkeit einen besonders schwer trifft. Zum Beispiel die fröhliche Großmutter, die sich ungehemmt über ihre großartigen Enkelkinder auslässt – und gar nicht daran denkt, dass in der Gruppe ihrer Zuhörer vielleicht einer ist (oder mehrere), der überhaupt keine Familie hat oder unfreiwillig kinderlos ist. Es ist wichtig, sich in jeder Situation einfühlsam zu verhalten und zu überlegen, was man sagt, um niemanden zu verletzen. Es ist auch wichtig, die Augen offen zu halten, ob sich zum Beispiel jemand am Arbeitsplatz als Außenseiter fühlt. In so einem Fall heißt es großzügig sein, Interesse für den betreffenden Menschen zeigen, ihn zu einer kleinen Plauderei auffordern – so beginnt eine Freundschaft.

Unsere soziale Umgebung hat eine entscheidende Wirkung auf unsere Gesundheit. Wenn man sich einsam und ausgeschlossen fühlt und keinerlei

Unterstützung genießt, sinkt die Widerstandskraft gegen Stress und Krankheit. Psychologischer Stress verursacht Entzündungen und wirkt sich unmittelbar schädlich aufs Immunsystem, auf die Blutgefäße und Organe aus. Das bedeutet ein gesteigertes Risiko, zu erkranken und sein Leben zu verkürzen.

Dass Stress, Fettleibigkeit und sitzender Lebensstil schädlich für die Gesundheit sind, ist vielen bekannt, aber dass unfreiwillige Einsamkeit ein entscheidender Faktor sein kann, ist nicht so bekannt. Deswegen beschäftigen sich die Ratschläge in diesem Kapitel damit, wie man auf verschiedene Arten seine Einsamkeit durchbrechen kann, denn dabei geht es sehr oft auch um einen inneren Prozess.

Die gefährliche Einsamkeit verdoppelt das Risiko, zu erkranken und frühzeitig zu sterben. Sich als Außenseiter zu fühlen, beeinflusst die Sterblichkeit in ebenso hohem Grad – oder mehr – wie Rauchen, Stress, Fettleibigkeit und Bluthochdruck.

Freundschaften entwickeln
Eine Freundschaft kann eine Quelle von Freude und Zuversicht sein. Um eine gute Beziehung zu anderen Menschen zu schaffen, ist es wichtig, dass man

- über Großes und Kleines gleichermaßen plaudern kann,
- ein guter Zuhörer ist,
- sich positiv verhält, Wertschätzung zeigt, Feedback gibt, zusammen Spaß hat,
- Rücksicht zeigt,
- die Andersartigkeit des anderen respektiert, Kompromisse eingeht und flexibel ist.

Bei der Begegnung mit anderen Menschen ist es wichtig, Empathie zu fühlen und zu zeigen, das heißt, dass man versucht, sich in die Situation des anderen hineinzuversetzen. Wenn man nicht weiß, wo der andere steht, kann man kein richtig guter Freund sein und sich keinen gegenseitigen Respekt entgegenbringen. Man kann auch nicht so gut Unterstützung oder Rat anbieten, falls nötig. Solange man das im Hinterkopf behält, wenn man sich sein Netzwerk aus lieben Menschen aufbaut, werden die Freundschaften tief, wahrhaftig und bereichernd.

Wie findet man neue Freunde?

Freundschaft kann auf vielen verschiedenen Wegen entstehen und ist altersunabhängig. Freunde verschiedenen Alters bereichern das Leben. Jeder hat die Möglichkeit, in seiner Lebenssituation neue Freunde zu finden.

Man kann Kontakte knüpfen, indem man

- einen Kurs besucht oder in einen Verein geht, der einen interessiert, zum Beispiel in einen Kochkurs, Fotokurs, Vogelbeobachtungskurs, Gartenverein, Sportverein – dort trifft man auf Gleichgesinnte;
- sich traut, allein zu verreisen, sich traut, mit Personen zu sprechen, die man nicht kennt;
- zum Tanzen geht;
- soziale Medien nutzt, zum Beispiel Facebook, Chatgruppen oder andere Internetseiten;
- anfängt, mit jemandem spazieren zu gehen, Sport zu machen oder das Fitnessstudio zu besuchen;
- den Nachbarn zum Kaffeetrinken einlädt oder mit jemandem ins Kino geht;
- sich ehrenamtlichen Organisationen zur Verfügung stellt;
- im Chor singt;
- sich ein nettes Haustier als Freund anschafft.

Freunde finden ist nicht leicht

Es kann viele Gründe geben, warum sich bei der Freundesuche nichts tut. Die häufigsten Hindernisse sind:

- Angst: Kontakt mit neuen Menschen kann genauso spannend wie beängstigend sein. Oft siegt die Angst über die Neugier.
- Niedriges Selbstwertgefühl: »Mit mir will be-

stimmt niemand zu tun haben. Ich hab überhaupt nichts beizutragen, garantiert finden mich alle total langweilig.«
- Unsichere Umgebung und Angst, abends allein wegzugehen. Da bleibt man oft zu Hause, statt auszugehen und andere Leute zu treffen.

Angst und niedriges Selbstwertgefühl führen dazu, dass man schlechte Entscheidungen trifft. Obwohl man sich in seiner Einsamkeit nicht wohlfühlt, traut man sich nicht, etwas dagegen zu unternehmen.

Der Schlüssel zur Veränderung

Der erste Schritt – Einsicht
Der erste Schritt besteht darin, dass man die eigene Situation überdenkt, dass man ehrlich zu sich selbst ist, das Problem klar erkennt und seine Folgen versteht.

»Ich habe keine richtig guten Freunde und keinen Lebenspartner. Am Freitagabend, wenn andere einen kuschligen Abend verbringen, hocke ich einsam zu Hause. Die Feiertage sind die traurigsten Tage im ganzen Jahr, denn da tut die Einsamkeit am meisten weh. Ich bin oft traurig, und ich habe das Gefühl, als würde das Leben ohne mich stattfinden.«

Es kann schon ganz schön überwältigend sein,

sich dieses Bild von sich selbst genau vor Augen zu führen und die wahre Situation zu erkennen. Aber genau an diesem Punkt kann eben auch etwas Neues passieren, denn in diesem Moment der Klarheit regt sich der Gedanke, dass jetzt wirklich etwas geschehen muss.

Der zweite Schritt – Motivation
Jetzt überlegt man, ob man vielleicht mal etwas Neues ausprobieren sollte. Man sucht sich eine Motivation, die Kraft, mit der man seine Einsamkeit durchbrechen kann.

Oft hat man eine eigene Lösung für das Problem, etwas, was genau auf die eigene momentane Situation passt. Die beste Lösung ist schon da – in einem selbst.

In dieser Phase muss man seine Ängste überwinden: Angst ist ein Verteidigungsmechanismus, der das Leben einschränkt. Aber nun gilt es loszulassen, sich zu trauen, voranzugehen und gleichzeitig verschiedene Alternativen kritisch anzusehen. Man darf mögliche Gefahren nicht hochpuschen, sondern muss sich ein realistisches und eher positives Bild ausmalen.

Der dritte Schritt – sich ein Ziel setzen
Jetzt haben Sie die Kraft und die Motivation, Ihre Situation zu verändern, und Sie sind bereit, sich ein Ziel zu setzen: Wie soll mein Leben aussehen? Jetzt

sind Sie auf der richtigen Spur – Sie haben sich ein Ziel gesetzt und einen Beschluss gefasst.

Der vierte Schritt – Initiative ergreifen
Schreiten Sie zur Tat – jetzt ist endlich die Chance da, dass etwas passiert. Selbstverständlich gibt es Freunde oder einen guten Partner, der genau zu Ihnen passt! Mit Energie und Zielstrebigkeit werden Sie Ihren »Schatz« finden – denn es ist ein Schatz, Freunde zu finden, der einem obendrein zu einem fröhlicheren, längeren und gesünderen Leben verhilft.

Geben Sie nicht auf

Wenn Besorgnis und Unsicherheit auftauchen, geht man zurück zu seinem Startbild, das heißt dem jetzigen Zustand, und dann stellt man sich wieder die Frage: »Will ich so weiterleben?« Die Antwort lautet: »Nein.« Und dann kehrt man wieder zu seiner Zukunftsvision zurück und überwindet seine Angst – jetzt soll etwas passieren. Man denkt nicht: »Wie soll das denn gehen?«, sondern: »Wie stelle ich es an, dass es klappt?«

Es gibt viele gute Karten mit Sprichwörtern und Botschaften, dass man sich trauen soll, den ersten Schritt zu tun, dass man an sich selbst glauben soll, nach dem Motto: »Du kannst es, du bist ein wertvoller Mensch«, und so weiter. Solche aufbauenden

Sprüche kann man sich zum Beispiel an den Badezimmerspiegel oder Kühlschrank kleben, um sich an sein neues Selbstbild zu erinnern und daran, dass es einem jetzt gelingen wird, dieses Bild zu verwirklichen.

Wenn man den ersten Schritt macht, hat man sich selbst in Bewegung gesetzt. Dann ist es auch leichter, zu denken: »Jetzt mache ich auch den nächsten Schritt.« Das Ganze ist wie eine positive Spirale, bei der der erste Schritt der schwerste ist.

Natürlich hat man Tage, an denen man anfängt, an sich selbst zu zweifeln, an denen man müde und verletzlich ist. Vielleicht macht man an diesen Tagen tatsächlich keinen Fortschritt, aber es ist wichtig, sich sein Zielbild zu bewahren und sich so schnell wie möglich wieder aufzurappeln. Man darf nicht beim ersten Misserfolg aufgeben, sondern muss noch flexibler werden auf dem Weg zum Ziel. Wenn der erste Versuch nicht so gut geklappt hat, überlegt man sich eben eine neue, vielleicht bessere Vorgehensweise.

Wenn man einen Misserfolg als wertvolle und wichtige Erfahrung betrachten kann, dann steigen die Chancen, dass es beim nächsten Mal bessergeht. Misserfolge sind etwas Gutes, sie geben uns die Chance, zu wachsen und uns weiterzuentwickeln.

Die Sorge, zu scheitern, kommt von Ihrer Angst. Lassen Sie doch die Neugier siegen – Unsicherheit gehört zum Leben, und es ist gerade der Teil, der das Leben erst spannend macht. Wagen Sie, Ihre Flügel auszuprobieren, wagen Sie, Erfolg zu haben!

Beginnen Sie noch heute!

Das Buch ist zu Ende, aber der Rest Ihres Lebens hat gerade begonnen! Wie wollen Sie es leben? Wie haben Sie sich entschieden?

Jetzt wissen Sie, was Sie stärkt und was Ihre Alterung verlangsamen kann.

Jetzt haben Sie die Chance, Ihren Lebensstil zu ändern. Und mein bester Tipp lautet: Fangen Sie heute an – oder spätestens morgen!

Viel Glück!

Fakten und Quellen

Die in diesem Buch genannten Fakten fußen auf dem Wissen und der Erfahrung, die ich mir in meinen 20 Jahren als Arzt im Umgang mit den Patienten erworben habe, und dann auf weiteren 20 Jahren als Forscher auf dem Gebiet der Allgemeinmedizin und Volksgesundheit an der Universität Göteborg.

Die in diesem Buch genannten Fakten stützen sich außerdem auf eine ganze Reihe von wissenschaftlichen Artikeln, systematischen Zusammenstellungen von Forschungsergebnissen, Fachbüchern, nationalen Richtlinien und Äußerungen von etablierten, respektierten Wissenschaftlern und Autoren.

Quellen

Allgemeine Quellen mit Bezug zu mehreren Kapiteln in diesem Buch:

- Antonovsky, A.: *Unraveling the mystery of health*, Josey-Bass Inc., 1987
- Carper, J.: *Wundernahrung fürs Gehirn*, Econ, 2001
- Csíkszentmihályi, M.: *Flow. Das Geheimnis des Glücks*, Klett-Cotta, 2015
- Ehdin Anandala, S.: *Nya självläkande människan*, Bladh by Bladh, 2014
- Ennart, H.: *Åldrandets gåta. Metoderna som förlänger ditt liv*, Ordfront, 2013
- Marklund, B.: *Symtom, Råd, Åtgärd*, Studentlitteratur, 2008
- Roizen, M.: *Real Age. Are you as young as you can be?*, Harper Collins e-books, 2010
- Servan-Schreiber, D.: *Das Antikrebs-Buch*, Goldmann, 2012
- World Health Organization: *The Ottawa Charter for Health Promotion*, WHO Regional Office for Europe, 1986

Spezielle Quellen mit Bezug zu den einzelnen Kapiteln dieses Buchs:

Was entscheidet über die Länge Ihres Lebens?

- Khaw, K. u. a.: »Combined impact of health be-

haviours and mortality in men and women: The EPIC-Norfolk prospective population study« in: *PLOS Medicine*, 2008 (5): e12
- Knoops, K. T. B. u. a.: »Mediterranean diet, lifestyle factors and 10-year mortality in elderly European men and women – The HALE Project« in: *JAMA*, 2004 (292): S. 1433 – 1439
- Lichtenstein, P.; Holm, N. V.; Verkasalo, P. K. u. a.: »Environmental and heritable factors in the causation of cancer – Analyses of cohorts of twins from Sweden, Denmark, and Finland« in: *New England J Med*, 2000 (343): S. 78 – 85
- Wilhelmsen, L.; Svärdsudd, K.; Eriksson, H. u. a.: »Factors associated with reaching 90 years of age. A study of men born in 1913 in Gothenburg, Sweden« in: *J Intern Med*, 2001 (269): S. 441 – 451

Bewegung wirkt verjüngend
- Biswas, A.; Paul, I.; Faulkner, G. u. a.: »Sedentary time and its association with risk for disease incidence, mortality, and hospitalization in adults: a systematic review and metaanalysis« in: *Ann Intern Med*, 2015 (162): S. 123 – 132
- Dunstan, D. W.; Barr, E. L.; Healy, G. N. u. a.: »Television viewing time and mortality: The australian diabetes, obesity and lifestyle study« in: *Circulation*, 2010 (121): S. 384 – 391
- Fröberg, A.; Raustorp, A.: »Samband mellan stil-

lasittande och ohälsa varierar med mätmetod«
in: *Läkartidningen*, 2016 (113): DU33
- Henriksson, J.; Ekbom, M.; Tranquist, J.: *FYSS: Fysisk aktivitet i sjukdomsprevention och sjukdomsbehandling*, Statens Folkhälsoinstitut, 2003
- Jansson, E.; Hagströmer, M.; Andersson, S.: »Fysisk aktivitet – nya vägar och val i rekommendationerna för vuxna« in: *Läkartidningen*, 2015 (112): DP7W
- Johansson, S.; Qvist, J.: »Motion förlänger livet« in: *Välfärdsbulletinen*, 1997 (2): S. 12
- Norling, I.; Sullivan, M.; Marklund, B.: »Fritid och hälsa. (Rapport 11)«, Göteborg 1995
- Senchina, D. S.: »Effects of regular exercise on the aging immune system: a review« in: *Clin J Sport Med*, 2009 (19): S. 439–440
- Smith, T. C. u. a.: »Walking decreased risk of cardiovascular disease mortality in older adults with diabetes« in: *J Clin Epidemiol*, 2007 (60): S. 309–317
- Sundberg, C. J.; Jansson, E.: »Fysisk aktivitet en viktig medicin« in: *Läkartidningen*, 2015 (112): DRT4

Zeit für Regeneration

- Arnetz, B.; Ekman, R.: *Stress. Gen, individ samhälle*, Liber AB, 2013
- Kivipelto, M. u. a.: »A 2 year multidomain intervention of diet, exercise, cognitive training, and

vascular risk monitoring versus control to prevent cognitive decline in at-risk elderly people (FINGER): a randomised controlled trial« in: *Lancet*, 2015 (385): S. 2255 – 2263
- Melander, O.; Melander, M. O.; Manjer, J. u. a.: »Stable peptide of the endogenous opioid enkephalin precursor and breast cancer risk« in: *J Clin Oncology*, 2015 (33): S. 2632 – 2638

Schlaf stärkt

- Åkerstedt, T.: »Livsstilen påverkar sömnen – på gott och ont« in: *Läkartidningen*, 2010 (107): S. 2072 – 2076
- Bellavia, A.; Åkerstedt, T.; Bottai, M. u. a.: »Sleep duration and survival percentiles across categories of physical activity« in: *American J Epid* (179): S. 484 – 491
- Khamsi, R.: »Afternoon naps may boost heart health« in: *Archives Int Med*, 2007 (167): S. 296
- Kripke, D.; Garfinkel, L.; Doborah, L. u. a.: »Mortality associated with sleep duration and insomnia« in: *Archive Gen Psychiatry*, 2002 (59): S. 131 – 136

Sonnenbaden – aber in Maßen

- Giovannucci, E.: Mündliche Äußerungen auf der Konferenz der American Association for Cancer Research in Anaheim, Kalifornien 2005
- Giovannucci, E.: »Vitamin D status and cancer

incidence and mortality« in: *Advances in experimental medicine and biology*, 2008 (624): S. 31 – 42
- Lindqvist, P. G.; Epstein, E.; Nielsen, K. u. a.: »Avoidance of sun exposure as a risk factor for major causes of death: a competing risk analysis of the melanoma in southern Sweden cohort« in: *J Int Med*, 2016: DOI: 10.1111/joim.12496
- Tuohimaa, P.; Pukkala, E.; Scélo, G. u. a.: »Does solar exposure, as indicated by the non-melanoma skin cancers, protect from solid cancers: Vitamin D as a possible explanation« in: *Eur J Cancer*, 2007 (43): 1701 – 1712

Essen Sie sich gesund
- Bengmark, S.: »Vår tids kost bakom inflammation och sjukdomsutveckling« in: *Läkartidningen*, 2007 (104): S. 3873 – 3877
- Bengmark, S.: »Den bioekologiska medicinen har kommit för att stanna. Om flora, synbiotika, immunitet och resistens mot sjukdom« in: *Läkartidningen*, 2005 (102): S. 2 – 6
- Cederholm, T.; Rothenberg, E.: »Krypskytte mot vetenskapen äventyrar folkhälsoarbetet« in: *Läkartidningen*, 2016 (113): S. 784 – 785
- Cederholm, T.; Hellénius, M.-L.: »Matens betydelse för åldrande och livslängd« in: *Läkartidningen*, 2016 (113): DYMA
- Knoops, K. T.; de Groot, L. C.; Kromhout, D. u. a.: »Mediterranean diet, lifestyle factors and 10-year

mortality in elderly European men and women – The HALE Project« in: *JAMA*, 2004 (292): S. 1433 – 1439
- Kwok, C. S.; Boekholdt, M.; Lentjes, M. u. a.: »Habitual chocolate consumption and risk of cardiovascular disease among healthy men and women« in: *Heart*, Epub 15. Juni 2015: DOI: 10.1136/heartjnl-2014-307050
- Lindstedt, I.; Nilsson, P.: »Flavanoler, kakao och choklad påverkar hjärtkärlsystemet« in: *Läkartidningen*, 2011 (108): S. 324 – 325
- Liu, S. u. a.: »Whole-grain consumption and risk of coronary heart disease: results from the Nurse's Health Study« in: *American J Clin Nutr*, 1999 (70): S. 412 – 419
- Livsmedelsverket: »Eating habits and dietary guidelines«, Swedish Food Agency, 2015
- Nilsson, P. M.: »Medelhavskosten skyddar hjärtat« in: *Läkartidningen*, 2009 (106): S. 1959
- Nordiska Ministerrådet (Hrsg.): *Nordic nutrition recommendations 2012. Integrating nutrition and physical activity*, 2014, Nord 2014:002
- Paulun, F.: *Blodsockerblues – en bok om glykemiskt index*, Fitnessförlaget, 2003
- Rydén, L.; Andersen, K.; Gyberg, V. u. a.: »Betala för sjukdom eller investera i hälsa?« in: *Läkartidningen*, 2012 (109): S. 1535 – 1539
- Simopoulos, A.: »Importance of the omega-6/omega-3 balance in health and disease: Evolutio-

nary aspects of diet. Healthy agriculture, healthy nutrition, healthy people« in: *World Rev Nutr Diet*, 2011 (102): S. 10 – 21
- Stender, S.; Astrup, A.; Dyerberg, J.: »Ruminant and industrially produced trans fatty acids: health aspects« in: *Food & Nutr Res,* 2008 (52)
- Stender, S.; Astrup, A.; Dyerberg, J.: »Tracing artificial trans fat in popular foods in Europe: a market basket investigation« in: *BMJ Open*, 2014 (4): e005218
- Wolk, A.; Bergström, R.; Hunder, H. u. a.: »A prospective study of association of monounsaturated fat and other types of fat with risk of breast cancer« in: *Arch Intern Med*, 1998 (158): S. 41 – 45

Trinken Sie das Richtige
- Bhupathiraju, S. N.; Manson, J. E.; Willett, W. C. u. a.: »Changes in coffee intake and subsequent risk of type 2 diabetes: three large cohorts of US men and women« in: *Diabetologia*, 2014 (57): S. 1346 – 1354
- Eskelinen, H. H.; Ngandu, T.; Tuomilehto, J. u. a.: »Midlife coffee and tea drinking and the risk of late-life dementia: a population-based CAIDE study« in: *J Alzheimers Dis*, 2009 (16): S. 85 – 91
- Fagrell, B.; Hultcrantz, R.: »Alkohol inte enbart av ondo – måttligt intag minskar risk för folksjukdomar« in: *Läkartidningen*, 2012 (109): S. 1884 – 1888

- Fredholm, B.: »Kaffee minskar risk för Parkinsons sjukdom« in: *Läkartidningen*, 2004 (101): S. 2552 – 2556
- Guercio, B. J.; Sato, K.; Niedzwiecki, D. u. a.: »Coffee intake, recurrence, and mortality in stage III colon cancer« in: *J Clin Oncol*, 2015 (31): S. 3598 – 3607
- Hansen, A.: »Kaffe minskar risken för stroke« in: *Läkartidningen*, 2009 (13): S. 919
- Rosendahl, A.; Perks, C.; Zeng, L. u. a.: »Caffeine and caffeic acid inhibit growth and modify estrogen receptor and insulin-like growth factor I receptor levels in human breast cancer« in: *Clin Cancer Research*, 2015 (21): S. 1877 – 1887

Behalten Sie Ihr Gewicht im Auge
- Bengmark, B.: »Obesity, the deadly quartet and the contribution of the neglected daily organ rest – a new dimension of un-health and its preventions« in: *HepatoBiliary Surg Nutr*, 2015 (4): S. 278 – 288
- N. N.: »Övervikt och fetma«, in: *Läkemedelsboken 2014*, Läkemedelsverket, S. 201 – 208

Mundgesundheit ist gleich allgemeine Gesundheit
- Hugosson, A. u. a.: »Oral health of individuals aged 3 – 80 years in Jönköping, Sweden during 30 years« in: *Seed Dent J*, 2005 (29): S. 139 – 155

- Hugosson, A.; Norderyd, O.; Slotte, C. u. a.: »Distribution of peridontal disease in a Swedish adult population 1973, 1983 and 1993« in: *J Clin Peridontal*, 1998 (25): S. 542 – 548
- Vedin, O.: *Prevalence and prognostic impact of peridontal disease and conventional risk factors in patients with stable coronary heart disease.* Dissertation, Uppsala Universitet, 2015

Bleiben Sie optimistisch

- Chida, Y.; Steptoe, A.: »Positive psychological well-being and mortality: A quantitative review of prospective observational studies« in: *Psychosomatic Medicine*, 2008 (70): S. 741 – 756
- Fexeus, H.: *Konsten att få superkrafter*, Forum, 2012, S. 396 – 398
- Hernandez, R.; Kershaw, K.; Siddique, J. u. a.: »Optimism and cardiovascular health: Multi-ethnic study of atherosclerosis (MESA)« in: *Health Behaviour & Policy Review*, 2015 (2): S. 62 – 73
- Sebö, S.: *Bruksanvisning för ett bättre liv*, Konsultförlaget, 2000

Wir brauchen einander

- Cole, S.; Capitanio, J.; Chun, K. u. a.: »Myeloid differential architecture of leukocyte transcriptome dynamics in perceived social isolation« in: *Proceedings of the National Academy of Sciences*. Epub Nov. 2015

- Lindmark, A.; Glader, E. L.; Asplung, K. u. a.: »Riks-Stroke collaboration, socioeconomic disparities in stroke case fatality – observations from Riks-Stroke, the Swedisch stroke register« in: *Int J Stroke*, 2014 (9): S. 429 – 436
- Valtora, N. K. u. a.: »Loneliness and social isolation as risk factors for coronary heart disease and stroke: Systemic review and meta-analysis of longitudinal observational studies« in: *Heart*, 2016 (102): S. 1009 – 1016
- Wilson, R. S. u. a.: »Loneliness and risk of Alzheimer disease« in: *Arch Gen Psychiatry*, 2007 (64): S. 234 – 240

Danksagung

Unschätzbar wertvolle Anregungen zu diesem Buch habe ich bekommen von:

Johan Appel, Tina Arvidsdotter, Harald Arvidsson, Jenny Bernson, Maria Fredriksson, Sven Kylén, Eva Larsson, Johan Malmquist, Åsa Marklund, Håkan Patrikson sowie den Familien meiner Kinder Karin, Martin und Ola Marklund.

Für die großartige sprachliche Korrektur aller Texte danke ich meiner Tochter Karin Marklund und der Journalistin Nina Olsson. Für einen professionellen Blick auf die wissenschaftliche Stringenz im Text danke ich meiner Schwester, Dr. Britt-Inger Henrikson.

Last, but not least danke ich Simon Brouwers vom Volante Verlag und Christine Edhäll von der Ahlander Agency für eine angenehme Zusammenarbeit und die professionelle Bearbeitung von Text und Layout.

Ein großes, ehrliches Dankeschön an alle!

Bertil Marklund, Vänersborg, Oktober 2016

Vita

Dr. Bertil Marklund ist Arzt und Wissenschaftler und arbeitet als Professor für Allgemeinmedizin in Göteborg. Seit seine Eltern in jungen Jahren starben, beschäftigte ihn die Frage, wie man die eigene Lebensdauer verlängern könnte. In seiner vierzigjährigen Karriere arbeitete er mit Tausenden von Patienten und fand heraus, welch großen Einfluss der Lebensstil auf unseren Alterungsprozess hat.

Jochen Schweizer

Der perfekte Augenblick
Leben mit mehr Glück, Erfolg und Stärke

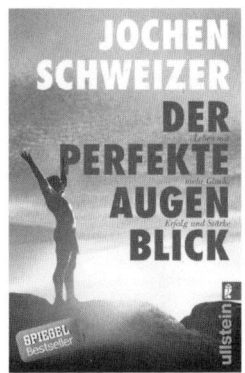

Taschenbuch.
www.ullstein-buchverlage.de

»*Wer etwas riskiert, kann verlieren. Wer aber nichts, riskiert, verliert garantiert.*« *Jochen Schweizer*

Wie schaffe ich es, im richtigen Moment die richtigen Entscheidungen zu treffen? Wie schöpft man Kraft aus dem Moment, motiviert sich bei Schwierigkeiten – und gewinnt dadurch Selbstvertrauen und Stärke? *Der perfekte Augenblick* ist Jochen Schweizers persönlicher Einblick in ein Leben voller Herausforderungen – und die Chancen, die es bietet. Ein lebenskluger Ratgeber für erfolgreiches Selbstmanagement, mit Tipps aus der Praxis: so achtsam wie anpackend!

Machen Sie den ersten Schritt – JETZT

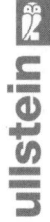

Gabi Pörner

Der Weg zur Gelassenheit
Positiv mit Druck und Stress umgehen

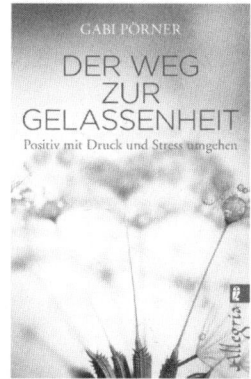

Auch als E-Book erhältlich.
www.ullsteinbuchverlage.de

Anhand einfacher Strategien und praktischer Übungen motiviert die Autorin dazu, ganz individuelle Lösungen für den positiven Umgang mit Druck und Stress zu entwickeln und damit eigene Ressourcen für ein erfülltes Leben zu aktivieren.

Gabi Pörner vermittelt in ihrem Buch auf lebendige und einfühlsame Art, womit wir uns täglich unter Druck setzen. Ihre effektiven Techniken weisen den Lesern den Weg aus der Mühle des Funktionierens heraus. Das Ergebnis ist ein Gewinn an persönlicher Stärke und neuen Perspektiven, an Kreativität und Freude im Alltag.

»Man muss nicht perfekt und fehlerlos sein, um engagiert, freudvoll und gelassen zu leben. Es kommt darauf an, wie konstruktiv und achtsam wir mit den Anforderungen, Erwartungen und Herausforderungen des Alltags umgehen.«
Gabi Pörner

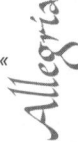